基层医疗卫生机构
高质量发展的枫林实践

易春涛　宋　玲　陈碧华　主编

U0195825

上海科学技术文献出版社
Shanghai Scientific and Technological Literature Press

图书在版编目（CIP）数据

基层医疗卫生机构高质量发展的枫林实践／易春涛，宋玲，陈碧华主编 . -- 上海 ： 上海科学技术文献出版社 ， 2023

ISBN 978-7-5439-8986-3

Ⅰ . ①基… Ⅱ . ①易…②宋…③陈… Ⅲ . ①医疗卫生组织机构—卫生管理—徐汇区 Ⅳ . ① R199.2

中国国家版本馆 CIP 数据核字（2023）第 240717 号

责任编辑：王 珺
封面设计：合育文化

基层医疗卫生机构高质量发展的枫林实践
JICENG YILIAO WEISHENG JIGOU GAOZHILIANG FAZHAN DE FENGLIN SHIJIAN
易春涛 宋 玲 陈碧华 主编
出版发行：上海科学技术文献出版社
地 址：上海市长乐路 746 号
邮政编码：200040
经 销：全国新华书店
印 刷：上海新华印刷有限公司
开 本：720mm×1000mm 1/16
印 张：11
字 数：146 000
版 次：2023 年 12 月第 1 版 2023 年 12 月第 1 次印刷
书 号：ISBN 978-7-5439-8986-3
定 价：78.00 元
http://www.sstlp.com

序

　　基层医疗卫生机构,从来不是综合医院的浓缩版,有其自身的历史使命:打造居民家门口的健康服务体系,实现对居民全生命周期的健康管理。

　　基层医疗卫生服务对社会的重要性不言而喻。新时期,实现基层医疗卫生机构的高质量发展,使之发挥医疗卫生健康服务体系的网底作用,是《"十四五"国民健康规划》重要的工作任务,更关乎人民的生命健康质量。因此,基层医疗卫生机构管理者需要清醒认识自身肩负的责任,加快机构建设、提升服务能级,促进机构高质量发展。

　　《基层医疗卫生机构高质量发展的枫林实践》将基层医疗卫生机构的高质量发展落实到治理、管理与运营三个方面,并根据重要性确定了三者的发生顺序:治理在前保障决策、管理居中保障效率、运营在后保障执行。治理体系搭建是书中的重点模块,强调了决策层对一个机构高质量发展的重要意义。其中关于功能定位的论述,最是值得众多基层医疗卫生机构决策者深入思考。科学地把握机构的功能定位,深入分析机构在医疗系统、在健康行业、在同行机构中所处的位置,并结合自身发展的历史沿革,才能洞察到机构发展的机遇,进而探索出独具特色的发展道路。现如今,完善分级诊疗、加强医疗卫生服务能力建设,仍是国家医药卫生体制改革的重点工作。基层医疗卫生机构更需要明确自身的功能定位,抓住政策的东风,整合各方资源,提升家庭医生签约覆盖率,并借助区域性医疗中心、医疗联合体的力量提升自身的服务能级,在实践中贯彻落实"全专结合""医防融合"理念,打造成真正的居民家门口健康服务平台,为居民提供高质量的健康管理。

上海市徐汇区枫林街道社区卫生服务中心从功能定位出发,逐步进行业务设计、战略规划等治理体系搭建。完成机构顶层设计后,逐渐向管理、运营层发展。从本书中可见,这一模式已经使其收获了一些成果:身处医疗资源聚集地区,枫林社区卫生服务中心的管理者能够意识到必须结合基层医疗的定位错位竞争。机构始终与区域内的居民保持联结,紧紧围绕居民的健康问题与需求开展工作,以全科为基础,发展机构的特色专科专病,并借助周边丰富的医疗资源打磨技术,提升自身服务能级,实现将劣势转变为优势。这一模式,同样能够给到众多基层医疗卫生机构管理者借鉴与参考。

《基层医疗卫生机构高质量发展的枫林实践》不是一个普遍适用的行动方案,更像是一本工具书,一面基层医疗卫生机构高质量发展的镜子。能够帮助其他基层医疗卫生机构的管理者看清自身、明晰问题,找到方向。

高质量发展,从来都不是虚无缥缈的概念产物,而是在科学规划的基础上每一位基层医疗工作者从投身实践到凝练知识,最终推进组织升级的必然之路。希望越来越多的基层医疗卫生机构能够掌握科学的方法,明晰自身高质量发展路径,统众医之力,建功健康中国。

2023 年 8 月

(序作者系上海市卫生健康委员会副主任 付晨)

前　言

　　"老有所养、病有所医"是中国人民千百年来的美好愿望,也由此可见,医疗健康服务在人民美好生活向往中的重要地位。为实现中国人民的千年夙愿,我国的医疗卫生改革在不断的探索实践中坚定前行,然而有限的医疗资源难以满足所有人的需求仍是不争的事实。

　　为提高医疗资源的利用效率,将人民的健康问题与医疗服务供给精准匹配,分级诊疗制度应运而生。2015 年 9 月,国务院办公厅发布的《关于推进分级诊疗制度建设的指导意见》提出基层首诊、双向转诊、急慢分治、上下联动的分级诊疗模式,明确了基层医疗卫生机构在分级诊疗中的功能定位。发展至今,虽在具体的业务范围与服务输出上有所调整,但其使命与内涵仍然是为居民提供基本的医疗卫生服务,提升居民的健康水平。目前,我国经济已经进入高质量发展阶段,基层医疗卫生机构需紧跟时代发展的节奏,走上高质量发展之路。近年来,依托党和政府的高度重视,基层医疗卫生机构在提升基本医疗和公共卫生服务能力、促进家庭医生签约等方面已取得显著成效,但在回答机构如何实现高质量发展这一问题上,却难以给出系统的答案。究其原因,一方面,机构从医疗服务输出型组织向健康综合管理组织转型,从业者接受机构功能定位的转变有一个过程,需要管理者利用科学的手段加以引导;另一方面,管理与决策更多依靠多年积累的工作经验,医疗卫生机构的管理者往往是临床医生出身,对于自身工作内容的转变,也需要一个过程来学习与积累机构治理与管理的理论与经验。

《基层医疗卫生机构高质量发展的枫林实践》的写作目的十分明确,即通过系统梳理基层医疗卫生机构高质量发展的内涵,结合枫林街道社区卫生服务中心(以下简称"枫林社区")的实践工作对其做出解释,来启发更多的基层医疗卫生机构管理者在机构高质量发展问题上的思考,并提供部分问题的解决思路,以加深管理者对自身岗位及所处机构的认识。因此,本书适合的阅读对象为基层医疗卫生机构的决策者以及各级各类管理人员。

本书一共分为三个部分:基层医疗卫生机构的治理体系搭建、管理体系运作与运营体系建设。

第一篇——治理体系搭建,介绍机构的外部治理与内部治理。站在机构管理者的角度,内部治理的内涵与外延是与实际工作紧密相关的重要问题。本书从功能定位与业务设计、战略制定与组织架构、运维设计与制度规划三个模块六个维度将机构内部治理问题切片,从最顶层的设计逐渐向下展示基层医疗卫生机构内部治理问题。功能定位决定了机构未来发展的走向,这是一切发展问题的出发点,因此,这一部分首先对枫林社区的功能定位进行阐述,随后基于机构的功能定位进行业务设计,围绕功能定位和业务设计制定机构的发展战略并搭配相应的组织架构,最后落实到执行层面的规划,进行运维设计以及制度规划。在高质量发展问题上,决策上的顶层设计是重中之重,因此第一篇也是本书编者想要向各位同行传达的最核心的内容。

第二篇——管理体系运作,介绍基层医疗卫生机构高质量发展背景下管理体系运作的内涵以及枫林社区的管理实践。治理体系的搭建解决了机构决策层面的问题后,需要搭配适应的管理体系以提升机构与全体职工的效率。本书从战略目标分解、资源整合盘算、高效性工具研建、项目化管理推进、医教研闭环驱动五个方面论述基层医疗卫生机构降本增效,实现高质量发展的管理路径。在第二篇中,本书将重心落在了推进机构高质量发展的管理方法上,在基础性、框架性、制度性内容已经明确的前提下,如何组织开展工作、如何把控时间、如何提升资源利用率、如何处理预期外事件,都属于管理的范畴。在复杂多变的外部环境下,高质量发展一定是在具有治理结构清晰、管理方法高效的机构中实现。

　　第三篇——运营体系建设,介绍高质量发展背景下机构运营的主要元素及其发展内涵。机构的各项举措最终一定会落实到执行层面以检验成果。高质量发展要求机构打破传统,实施精细化运营,用更细的颗粒度、更精准的方向、更低的投入产出比开展医院运营工作。对于医疗卫生机构,运营工作最重要的三个模块就是业务、职工与服务对象。业务决定了机构的生存与方向、职工决定了机构服务的质量与水平、服务对象决定了机构的价值与发展。基于此,本书结合枫林社区的实践,围绕基层医疗卫生机构的业务、职工与服务对象三个维度,探索高质量发展背景下机构的精细化运营道路。

　　如上所述,高质量发展是一个自上而下的过程,需从顶层设计开始,正如书中的结构:从治理体系搭建,到管理体系运作,再到运营体系建设,将高质量发展层层分解,再到具体的事项中逐一落实。枫林社区作为上海市乃至全国范围内发展相对领先的基层医疗卫生机构,在高质量发展、机构的建设上具有一定的代表性。本书结合枫林社区高质量发展的思考与实践,梳理了高质量发展的内涵与建设路径,为全国的基层医疗卫生机构管理者同行及相关领域研究者提供一定参考。

　　"运动是事物的根本属性"决定了基层医疗卫生机构将处于不断的发展中,任何固定的模式终将被时代淘汰。因此,作为机构的管理者,需保持对环境变化的敏锐度,结合时代特征、外界环境,不断迭代机构的治理、管理与运营体系,从而明晰组织的功能定位,选择符合时代要求、适合区域特点的基层医疗卫生机构发展道路。承蒙上海市卫生健康委员会副主任付晨在百忙之中审阅书稿并为本书作序,他的建设性意见对我们高质量发展具有重要的指导意义,也为下一阶段的建设指明了方向,在此表示由衷的感谢。最后,书中内容难免存在编者一己之见乃至不当之处,恳请广大读者批评指正。

易春涛

2023 年 8 月

目　录

第一篇　基层医疗卫生机构高质量
发展治理体系搭建

第二篇　基层医疗卫生机构高质量
发展管理体系运作

第三篇　基层医疗卫生机构高质量 发展运营体系建设

第一篇

1

基层医疗卫生机构高质量
发展治理体系搭建

《国务院办公厅关于推动公立医院高质量发展的意见》（国办发〔2021〕18号）指出，公立医院高质量发展要以建立健全现代医院管理制度为目标。因此，规划与设计符合现代医院管理制度的治理流程，是基层医疗卫生机构高质量发展的重要目标任务和举措。

现代医院管理制度是指，医院在新型的公共治理框架下形成的政府、所有者代表与医院之间责任和权利关系的一系列制度安排以及医院内部运行机制设计[1]，该管理制度是中国特色基本医疗卫生制度的重要组成部分。建立健全现代医院管理制度，要坚持以人民健康为中心，坚持公立医院的公益性，坚持政事分开、管办分开，坚持分类指导，鼓励探索创新，把社会效益放在首位，实行所有权与经营权分离，实现医院治理体系和管理能力现代化。

以上概括来说，可归纳为两个层面，或者说，现代医院管理制度包括两个层面的逻辑架构：一是宏观层面的政府治理机制，二是微观层面的医院内部治理制度[1]。而现代医院管理制度的这两层逻辑架构又分别对应着外部治理和内部治理两大体系。外部治理界定政府对医院管理的责任和权力；内部治理建立健全医院内部的运行管理制度，确保医院在内部党委领导和外部政府监管下最大限度地落实经营管理自主权，发挥专家治院作用的医院管理系列制度体系。

对基层医疗卫生机构而言，通过建立健全现代医院管理制度，推动机构多方位搭建外部治理和内部治理体系，实现两者协调运转、发挥作用、推动机构高质量发展，以及通过建立现代医院管理制度，理顺基层医疗卫生机构与政府、社会等多方关系，建立决策、执行、监督相互分工、相互制衡的权力运行机制，从而落实基层医疗卫生机构的独立法人地位和自主经营管理权，对提升基层医疗卫生机构的服务质量、工作效率与社会效益，均具有重要意义[2]。

第一章　外部治理

　　首先阐述外部治理，也是与建立健全现代医院管理制度密切关联的第一个组成成分。

　　什么是外部治理？

　　在基层医疗卫生机构治理体系中，外部治理主要是指政府以及各种利益相关者，通过不同途径从外部对基层医疗卫生机构内部治理的决策者、管理者与执行者进行监督的一种治理机制[3]。与外部治理相关的制度可称为外部治理制度，是指为明确基层医疗卫生机构与政府、市场和社会等外部主体之间的权责边界而制定的政策法规和制度安排，其重点是医疗机构管理制度的创新。

　　外部治理的首要主体和利益相关者为各级政府（少量为教育部门、企业等）、相关职能部门和患者，次要利益相关者包括社区、社会组织、社会公众、供应商和第三方合作机构等。首先，政府依法行使其对基层医疗卫生机构的举办权、重大事项决策权、重大发展权和资产收益权，其职责为领导保障、管理监督；其次，相关职能部门（卫生健康、人力资源和社会保障、组织、编制、发展改革、财政、税务、审计等部门）依法行使行业监督与指导权，其中，卫生行政部门主要解决区域卫生资源规划、区域卫生发展统筹、地区卫生政策制定与服务监管等问题；最后，社会、行业组织等主要解决社会监督、行业规范制定、行业评价等问题，如患者根据自身就医体验为基层医疗卫生机构提供评价与建议[4]。

　　基层医疗卫生机构外部治理是内部治理的前提和基础。在基层医疗卫生机构高质量发展的过程中,外部治理环境可能错综复杂,机构规划设置、医疗服务规模确定、政府投入规模、医疗服务价格、绩效考核、医保资金支付、仪器设备采购、机构监管等都是外部治理结构的重要组成[5]。基层医疗卫生机构的外部治理体系直接或间接影响着医院管理的诸多方面,并关系到机构在高质量发展背景下的整体协同、统筹能力。下面,笔者将结合高质量发展的时代背景,总结一下新阶段基层医疗卫生机构外部治理中的主体和利益相关者应注意的方面。

第一节　高质量发展内涵

　　基层医疗卫生机构在推进高质量发展进程中,需站在"健康中国"全局的高度进行审视,首先要将外部治理做到规划、监管、保障的科学有序。

　　然而现阶段,包括基层医疗卫生机构在内的公立医院,外部治理制度建设过程中普遍存在历史遗留问题[6,7]。高质量发展新时期,基层医疗卫生机构外部治理的重点是创新医院管理体制和机制,通过政事分开、管办分开、清晰产权和"三医联动"等举措,从医疗卫生服务体系的结构布局出发,厘清政府与医院、社会与医院以及行业与医院的权责界限。也就是说,要明确政府对公立医院的举办职能、监管职能,落实公立医院经营管理自主权,加强社会监督和行业自律。具体措施和内容阐释如下[8]。

　　第一,政事分开,建立良好的医院管理政治生态环境。

　　"政"指行政单位,"事"指事业单位,"政事分开"即指行政单位与事业单位分开管理。政治生态环境决定着基层医疗卫生机构高质量发展的性质和方向,影响着发展方式和力度。建立现代医院管理制度的首要任务就是对行政部门和基层医疗卫生机构的社会职能和服务范围做出清晰和准确定位。

作为公权行使者和投资主体的政府卫生行政部门,应主要承担卫生发展规划、规范标准和行业监管的角色,才能落实机构独立法人地位;在机构微观管理上,可以尽量减少对机构不适当的行政干预,有助于保障机构的经营主体地位。

第二,管办分开,明确各方监管职能。

"管"指监管职能,"办"指举办职能,"管办分开"即指监管与举办职能分开。通过设立代表政府履责的专门机构,可以解决政府行政部门长期以来既办又管导致的执法不公、监督失灵、出资人缺位等问题。实行管办分开,一方面,卫生行政部门要对基层医疗卫生机构统一规划、准入和监管,强化卫生行政部门全行业管理的职责;另一方面,可以推进行业监管和运行监管的分开,设立专门机构(如医院管理委员会、医院管理中心等)来代表政府承担基层医疗卫生机构运行监管职能,提高监管的专业化水平。

第三,清晰产权,形成多元化办医格局。

基层医疗卫生机构要想在竞争中求发展,必须进行产权制度改革。一方面,要建立清晰的产权制度。在基层医疗卫生机构产权归政府所有的前提下,卫生行政部门代表政府履行职责,政府依法享有资产受益、决定基层医疗卫生机构基本制度和任命管理者的权利。基层医疗卫生机构以独立法人的身份享有自主经营权、决策权,做到"归属清晰、权责明确、保护严格、流转顺畅"。另一方面,基层医疗卫生机构可以探索产权制度改革,通过融入社会资本来推动多种产权制度共存的多元化办医格局形成,以激发基层医疗卫生机构活力。

第四,"三医联动",推动大卫生体制形成。

"三医"即医疗、医保和医药,"三医联动"就是指医疗体制改革、医保体制改革和药品流通体制改革联动。一方面,需要发挥医保对医疗、医药资源合理配置和科学使用的核心杠杆作用,建立健全以基本医疗保障为主体、多种形式医疗保险并存的医保体系,加强医保对医疗行为的引导与监管。另一方面,要鼓励医院、医保与医药企业的谈判与合作,建立基层医疗卫生机构与医保付费谈判机制,引导合理用药和适宜治疗、合理控制医疗费用增长,促进"医疗、医保、医药"有效衔接和相互制约,促进具有权责一致、统一高效的大卫生体制格局形成。

此外,推动外部治理体系发展完善,还需要健全外部监管体系,积极探索引入第三方到基层医疗卫生机构开展评价,严格执行院务公开、党务公开等。

总体而言,在外部治理机制上,政府部门下一步可能还需要完善对基层医疗卫生机构的投入机制,确定补偿标准,落实财政补偿责任;建立医疗服务价格动态调整机制,让医疗服务价格真正反映价值,引导基层医疗卫生机构和医务人员依靠技术和知识提供高质量的医疗服务,扭转不规范的逐利行为,确保达成公益性目标。同时,也要落实基层医疗卫生机构独立自主的经营目标,激活政府办医效率、转变政府监管模式,通过医疗服务价格和医保支付等机制,引导和激发基层医疗卫生机构有序竞争,强化运营管理责任,促使基层医疗卫生机构主动提升运行效能。

第二章 内部治理

其次阐述内部治理,也是与建立健全现代医院管理制度密切关联的第二个组成成分。

内部治理是指决策、执行和监督机构/部门间的权限划分,按照决策权、执行权和监督权相互协调、相互制衡的原则,制定内部运行机制改革方案,设计基层医疗卫生机构内部治理结构基本框架。

基层医疗卫生机构内部治理的利益相关者主要包括机构行政管理人员、卫生专业技术人员和工勤人员。与内部治理相关的制度可称为内部治理机制,是指为保证机构内部高效、稳定运行,制定对机构内部人力、财务、设备、技术、信息、管理架构等方面的规则和章程,也是国有非营利性医疗机构决策权、执行权、监督权相互制衡的机制[1]。具体来说,这方面的规则和章程包括医院人力资源管理制度、医院绩效考核与薪酬制度、医疗质量与安全管理制度、医技与医学装备管理、医院科研管理制度、医院后勤管理制度等[1,7]。

内部治理是促进基层医疗卫生机构高质量发展的根本因素。基层医疗卫生机构内部治理也是医疗机构自主经营权的直接体现,反映出基层医疗卫生机构在高质量发展背景下兼顾效能与效益的管理、运营能力。

第一节 高质量发展内涵

首先,需要厘清基层医疗高质量发展的关键问题。正如前文所提到的,基层医疗卫生机构要实现高质量发展,并不是解决从无到有的问题,而是解决从有到优的问题,并且是通过最少成本和最短时间来达到这样的目标。因此,在这一过程中,诊断规划很重要、精准出击很重要。而理顺和建构好头部的内部治理体系和机制问题,即是实现高质量发展的核心!作为基层医疗卫生机构,在解决头部的内部治理体系和机制建设问题时,需要重点把握以下三个模块的内容:

一是功能定位与业务设计,二是战略制定与组织架构,三是运维设计与制度规划。

如何清晰理清这三个模块、六个抽象概念之间的逻辑关系呢?可通过下面这段话来梳理:"江山(功能定位)是靠拳头业务(业务设计)打下来的;(业务发展的战略目标)目标是靠团队(组织架构)来实现的;打(运维)江山要有章法(制度),不能乱打乱跑!首先,业务供给要做到有效、稳定;其次,服务输出要做到持续、高效;最后,职工成长要做到有序,稳定。"在高质量发展中,这三个模块也正好对标现代医院管理制度中的内部治理制度建设。也即,基层医疗卫生机构经营者需要科学高效地回答组织的"我是谁、我从哪里来、我要到哪里去""我怎么去""我需要做哪些准备"三大问题,为迈入下一阶段的科学高效建设征程做好充分准备。

第三章 功能定位与业务设计

第一节 高质量发展内涵

　　首先,结合基层医疗卫生机构高质量发展内涵,解释功能定位与业务设计的意义。对于基层医疗卫生机构来说,医疗职能(功能定位)就是"管健康、管费用"。而如何达到管健康、管费用的职能,其所对应的就是医疗服务(业务设计)。整个医疗服务系统中各要素的具体运行,通常是由国家和地方政府先给出功能定位和业务设计上的框架性指导和建议,以明确总体方向,并向机构告知其所预期的成效,然后把具体的建设和落实方案,交由医疗机构自身探索和明确。因此,作为基层医疗卫生机构经营者,第一步就是在政府对自身功能定位的指导下,在明晰自身机构及所代表行业在整个医疗服务系统的生态位发展现状下,明确自身更为具体的功能定位和业务设计。下面具体解释功能定位与业务设计。

　　首先是功能定位。

　　政府的宏观调控,通常会决定机构存在的合理性与功能设计的合法性。关键的是,管理者要有系统的观点和全局的认知,认清自己在整个格局和整盘棋中的位置,才能知道自己的使命和目标,才能知道更细节的功能担当,从而才能推断出业务的结构设计。

　　具体来说,基层医疗卫生机构的功能定位可从四个维度来分析和锁定:

在医疗系统中的定位、在健康行业中的定位、在机构同行中的定位、在组织沿革中的定位。

第一，机构在医疗系统中的定位，是指要清晰认识社区卫生服务中心在医疗系统（包括社区卫生服务中心、区域医疗中心和临床医学中心）中的位置。例如，相较于区域医疗中心和临床医学中心，社区卫生服务中心旨在帮助居民解决什么独有问题（健康促进、健康服务、病后康复护理、舒缓疗护和日常疾病看诊等）？社区卫生服务中心在解决这类健康问题时有什么技术优势？辖区居民选择社区卫生服务中心（而非其他两大中心）的潜在获益是什么？

第二，机构在健康行业中的定位，是指社区卫生服务中心除了是一家被国家命名为社区卫生服务中心的家门口医院，还是一家对外服务和自主经营的企业单位，因此，必须识别作为企业，其所在行业的整体图景、上下游供应链、需求和供给、同业竞争、政策和技术市场影响。此时可参考波特钻石模型，从市场机遇、政策便利、上下游资源、供方分析、需方分析以及组织战略与竞争优势这六个模块对机构总体情况进行分析，如更清晰地识别上游人才供应链，从而激发对学科建设的思考，更全面地了解下游设备设施供应链，以及早把握医疗健康技术形态和属性的变化，从而激发对医疗技术创新、临床服务创新的思考，还比如应更深入地把握需方的需求和想法，而不是被动执行政策、输出不叫好不叫座的形式服务，以及还应多观察辖区内的同业竞争者，尽管社区卫生机构属于公立单位，有不可替代的政治优势，但居民对服务机构的选择，尤其是中青年人群，更关注服务满足能力而非公营或私营。总体来说，社区卫生机构在作为企业身份的实践上，还有许多值得深入研究和探讨改进的地方，而其恰恰是高质量发展所要变革的重点，即建立健全现代医院管理制度，符合社会经济规律、谋求长足稳定发展。

第三，机构在同行中的定位，是指要明确本机构在所有社区卫生服务中心中处于何种位置。例如，机构当前官方影响力评估情况如何？从公众视角、同行视角与上级视角,当前机构的特色优势和相对劣势分别有哪些?机构期望目标是否与现实情况相匹配,两者间落差水平如何?通过前述多方评价的反馈,从而引发对自身的审视,如从供方与需方、上下游资源等方面,对机构当前资源持有力情况进行评估;对机构当前战略规划状况进行分析,包括有无清晰的发展目标、有无稳定的建设规划;对机构当前绩效策略进行分析,包括当前绩效策略能否有效驱动业务量提升、服务能力扩大,有无根据职工个人需求调整绩效指标等等。

第四,机构在组织发展沿革中的定位,是指沿着本机构发展的纵向历史脉络,对机构当前组织特征进行分析。例如,首先要对机构的历史沿承及组织架构变革进行回顾;在回顾过程中,思考机构在历史发展中的长板和短板;以及在当前新的环境下,能否继续发挥长板的优势、规避严重短板的劣势等等。

通过以上四个维度的分析,便可清晰地把握宏观的、政策层面的功能定位,并将其转化为机构可践行与实操的、指导机构规划发展的功能定位。

其次是业务设计。

业务设计,是指在功能定位确定之后,实现该功能定位所需要规划的业务内容上的设计。关于业务设计,初期都是由国家和地方政府发布相应的政策框架和配套业务科室的设置规范,来进行指导和建议。近些年,上海基层医疗卫生机构经历了从"预防、保健、医疗、康复、健康教育、计划生育技术指导"六位一体的业务设计,到基本医疗和公共卫生的双基业务设计,再到如今的社区康复中心、社区护理中心、社区健康管理中心三大中心的业务设计。

在新时期的高质量发展文件中,对标《国务院办公厅关于推动公立医院高质量发展的意见》(国办发〔2021〕18 号)、《上海市卫生健康发展"十四五"规划》(沪府发〔2021〕10 号)、《关于推进上海市公立医院高质量发展的实施方案》(沪府办发〔2021〕31 号)、《进一步提升本市社区卫生服务能力的实施方案》(沪府办发〔2023〕7 号)等政策文件和相关要求,进一步结合《上海市高质量社区卫生服务中心建设试点单位申报自评表》评分标准,可以发现:基层医疗卫生机构在业务设计和部门协作上,比较僵化和粗放,仅止步于经营范围层级的墨守成规,而缺少机构微观层面的创新和细化:业务部门从发展方向到组织架构,均有待优化;家庭医生团队内部协作模式有待改进;跨部门之间协作关系有待建立。

具体来说,要达到高质量发展要求,先理顺基层医疗卫生机构的二元属性,是"社区医院＋家庭医生"制度。尽管有同行呼吁恢复"社区医院"的称呼,但显而易见地是,经历了十多年的家庭医生制度建设后,单一的"社区医院"概念已不能涵盖基层医疗卫生服务的全部内涵,但当下,强化"社区医院"内涵,确实有助于加速基层医疗卫生机构医疗能力的回归和提升。在"社区医院＋家庭医生制度"的功能定位下,社区医院要形成一体两翼业务格局(社区医院特色专科专病与家庭医生团队);业务部门之间要建成优质、高效、特色的协作关系(内部全专转诊有序进行);家庭医生团队内部要加速形成技术、服务、运营的三角色治理格局,实现有机协作、有序经营、人效最大化;社区医院特色专科专病对居民健康问题解决能力要加速显著提升,向机构外转诊指征清晰、上转下病源与信息回落无障碍。

要达成这些目标、实现高质量发展状态:

一方面,需要理顺家庭医生与机构的关系。首先,需要将家庭医生定位为机构发展的根基,只有家庭医生团队达到较高的居民签约服务覆盖率,机构才能够因根深而枝繁叶茂。其次,认识到机构专科医生与家庭医生分工协作的重要性,专科医生与家庭医生间应该能够形成健康的全专转介关系,这是机构内的小全专;最后,机构专科团队应该能够与二三级医院的专科高频联动、无缝衔接,实现紧密有效、上下畅通、有去有回的双向转诊业务流程,并在教学和科研上开展协作,这是机构外的大全专。只有通过以上三个环节的同步实现,家庭医生签约服务控费才可能真正落地,此时,相应的控费系统才能结合具体业务流程,发挥实质作用。

　　另一方面,要有服务意识和服务理念。前述内容均是站在机构层面、专业层面设计的业务人员之间在工作流程上的互动和衔接设想,然而落实到具体的服务对象时,还需要从服务责任的分工上,进一步明确不同业务部门的责任分工,使前来就诊的居民感受到服务的整体性、一致性和连续性。此时,就需要对机构所有部门进行首诊/首接待责任及服务输出动线的排兵布阵,即明确各业务条线服务患者的先后顺序及所参与的部门、人员与分工,类似于一套面向居民的基层医疗卫生机构服务团队组织架构。例如,将业务团队明确区分为一线部门、二线部门、三线部门等,各部门搭建明确的入出组标准,相互配合协同,推进机构整体高效运行,而居民也能据此更高效、更全面地获悉和获得基层医疗卫生机构提供的各项服务,并最终熟悉每一个、家门口的服务团队。

第二节　枫林表现-功能定位

　　传统模式下,机构对自身定位往往没有清晰的认知,呈现出机械跟着政策走的现象,即没有深刻认识到政策要求的内涵,停留在要求表面开展建设工作。尽管能够意识到机构整体需提供健康管理服务、解决居民基本健康需求,但在具体业务建设中,对于各模块的内涵、分工往往缺乏辨析。

　　社区卫生服务中心作为一个在发展中不断探索的基层医疗机构,服务输出范围不断扩大的同时,其内涵也需要不断扩充以匹配现实发展需求。在现如今高质量发展的背景下,社区卫生服务中心既要面对全科、中医、公卫、护理、康复、其他专科门诊、住院服务和家庭医生签约服务等多维度的业务治理,又要应对政策大力发展基层的业绩压力。为打破这一困境,机构必需首先通过进行功能定位,明确其自身存在的意义与价值,才能科学地进行业务设计等一系列生产经营活动。

（一）枫林社区卫生服务中心在医疗体系中的位置

作为基层医疗卫生机构,枫林社区卫生服务中心坚持扎根基层,以基本医疗与公共卫生服务为核心开展工作,为辖区范围内居民提供优质健康管理服务,致力于解决辖区内居民基本健康问题。

1. 枫林在医疗体系中的功能定位

高质量发展的时代,枫林社区卫生服务中心重新思考其在目前医疗体系中的位置,清楚认识到只有做到区别于二、三级医院,发展自身优势,才能在竞争中抢占优势,实现高质量发展。在机构建设中,枫林社区卫生服务中心不做简略版本的二级或三级医院,开展全方位的诊断医疗康复业务,而是专注于自身使命,贯彻落实以人为本、主动健康的理念,开展以全科医学为主体,以居民需求为导向的健康管理服务。在服务对象方面,除包括传统意义上的患病人群,还要覆盖到辖区内的亚健康人群和健康人群。

新的定位需要新的发力点,在枫林社区卫生服务中心的治理思想中,结合健康管理要求确立新的发展指标,以各慢病管控率、患者依从性、人均健康期望寿命这三个指标来衡量机构健康管理能力。同时,树立错位竞争意识,发挥基层医疗机构的优势,以慢病管理、健康管理的技术＋医疗服务能力作为基层医疗区别于二、三级医院的独特发展方向。

2. 枫林在所处地区的功能定位

枫林社区卫生服务中心地处上海市徐汇区,各社区间距离紧密,周边医疗资源十分丰富。因此枫林社区机构想要谋求发展,就必须清楚认知自身定位,打造独特品牌优势。枫林社区面对这一现实挑战,结合自身便利条件,从三个方面打造枫林独特竞争优势。

在机构建设上,枫林社区卫生服务中心积极响应政策要求,快速推进社区健康管理中心、护理中心、康复中心三大中心建设,融入机构"崇德、精业、融合、创新"的办院理念,打造多维度、全方面的服务体系。在品牌建设上,枫林社区卫生服务中心秉承"为居民服务至家"的理念,展开"先枫服务汇"品牌建设,从八个板块将中心的服务切实送到居民手中;例如"先枫社区行"每周下社区进行公益性康复问诊等服务,为居民切实带来生活上的便利。最后,在学科建设上:枫林社区卫生服务中心秉持"精-专-全-广"的学科建设理念,结合居民实际需求,打造体现本社区特色的专科专病,如骨质疏松门诊等。

3. 枫林独特的竞争优势

从自身功能定位出发,枫林社区卫生服务中心深耕易耨,不断打磨业务,积累自身的技术优势与服务优势。

在技术层面:枫林社区卫生服务中心目前在骨质疏松和心脏康复两个专病上发展迅速、表现优异。首先理念上,牢记三级预防;其次业务上,设计社区科普、疾病筛查、单病种路径研究、特色学科建设、全专结合协作等多层次服务模式全面覆盖社区居民的常见病、多发病;最终,切实做到边治边防、三升三降:升管理率、控制率、康复率,降发病率、患病率、复发率。未来,中心将继续发展更多符合本社区"精-专-全-广"理念的特色专科建设,在保持本社区擅长学科竞争优势的同时,深入开展响应居民需求的其他专科专病建设,将之前略显薄弱的专病一一发展起来。例如,开展社区口腔专科以及中西医结合疼痛综合干预专病,不断为患者提供更方便、更有效的社区防治方案。

在服务层面,基于高质量发展要求与社区医院建设需求,一是结合医防融合理念,持续将机构服务从"以疾病管理为核心"向"以健康管理为核心"转型和拓展,为维护社区居民全程健康发力;二是以全新的创新机制,打造高质量枫林社区,围绕一条主线(0—100 岁生命全程健康管理,每个年龄层都有相应的健康重点管理方案)、三个模块(健康科普、健康体检评估、疾病早期筛查),搭配机构现有及规划的全科与专病建设方案,加速实现"中心有特色、科室有特点、个人有特长"的"三特"社区卫生服务中心建设目标。

(二) 枫林社区卫生服务中心在健康行业中的定位

在行业中定位能够帮助组织明确自己的服务在产业链中的位置和价值贡献,并在此基础上分析自身的竞争优势。枫林社区卫生服务中心基于波特钻石模型(图1),对自身在行业中的位置进行分析,为高质量发展背景下业务设计、战略制定提供依据。

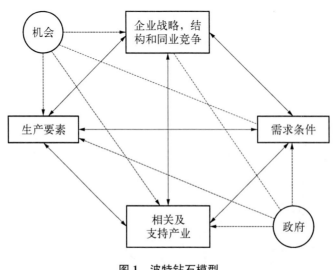

图 1 波特钻石模型

市场机遇:"双社区牵手",健康管理服务走进功能社区。无论是政策上的重视,还是在实际的需求方面,"功能社区"为社区卫生服务中心的发展提供了新的市场机遇和全新的创新空间。同一功能社区内群体同质性较高,健康问题相对集中。这一特点有利于社区卫生服务中心以需定供,开展针对性的健康管理工作,扩大服务人群覆盖面,提升家庭医生签约率、社区医院首诊率。

枫林社区卫生服务中心意识到功能社区对其自身发展的重要作用,即开始制定配套行动方案,目前已通过"先枫党建"品牌与本社区街道工会、企事业单位进行联络沟通,宣传社区卫生服务和家庭医生制度,扩大家庭医生签约服务率与社区服务人群范围。到目前已有多家企业与本中心达成合作,将工作人群签入本社区的家庭医生服务范围内,进一步扩大了本社区服务范畴。例如,针对企业群体中以青年、青壮年群体为主人群,以运动损伤为其主要健康管理需求(运动爱好者居多),因此,枫林社区开始筹备中西医结合的疼痛综合干预专项服务包来满足未来目标群体的核心需求,增强青壮年群体对于社区的信任度与认知度。

此外,枫林社区从自身定位出发,积极关注和主动链接最新的健康管理相关技术,尤其是十分热门的人工智能技术和数字疗法,曾积极引入人工智能辅助下的儿童骨龄片快速解读技术,加快了从检测到结果生成的进程,并且整个服务过程向公众开放、可视化,增加了社区居民对新技术的感性认识和了解,后续还将引入认知功能减退如阿尔兹海默综合征等的人工智能社区初筛技术、基于运动标引技术的骨关节炎社区初筛技术。同时,在健康科技技术市场机遇洞察和充分应用方面,社区应该积极发声和主动引导,让健康科技技术的研发和生产厂商,一是意识到健康技术的独特性和社区在此领域的独占性,二是看到社区这个广阔市场,更加积极和高频地开展合作事宜——社区作为能够近距离接触居民的基层卫生服务机构,拥有广泛的群众基础,它既是健康促进技术相关产品开发过程中重要的应用场景孵化场所,更是产品未来应用的主要市场。基于此,逐步开启社区的产品研发临床研究合作体系和机制建设,同时也是各三甲专科临床科室 IIT 研究的重要合作伙伴和数据贡献者。通过以上科技合作体系的搭建和完善,让社区真正进入高质量、高水平、高科技发展阶段。

政策便利:社区卫生服务中心处在国家医疗体系中兜底的位置,其产生之初就建立在国家政策大力扶持的基础上,因此。在面对发展问题时,更应该重视政策变化带来的发展机遇。2023 年 5 月,上海市人民政府办公厅在发布的关于《进一步提升本市社区卫生服务能力的实施方案》中明确提出了合理配置医疗设备、优化药品配备供应、强化学科人才支撑等政策。基层服务端口开放,更多医疗设备准入使得枫林社区卫生服务中心能够获取更多资源与合作机会,提升社区服务业务量。关于药品方面,政策放宽社区基本药物用药比例限制,扩展药物配备范围,加强与二三级医院用药目录衔接,实现区域内医疗机构常见病用药目录一致,并建立医联体内统一的药品采购目录和供应保障机制。药品准入范围放宽使得社区得以应用到更多药品为社区居民服务,大大减少以往因不具备某种药品而转诊的窘境,从而自然扩大了社区的服务范围,同时促进了社区医院对患者的吸引力度以及家庭医生签约推广力度。最后,政策鼓励医学院校开设全科医学专业、扩大全科医生规范化培训规模、完善社区医院医生继续教育和进修制度等,这能够让社会上更多的人才涌入社区、投入基层医疗卫生建设和服务中。作为全科医学的服务载体,枫林社区卫生服务中心将人才作为中心发展的根本,建立了人才吸纳、人才培养体系,建立了适应新时期高质量发展要求的绩效方案,为人才能够来到枫林、融入枫林打下坚实的基础。

需方分析:目前,枫林社区已通过建立的"先枫社区行"志愿服务品牌,组织业务团队每周下社区,通过义诊的方式,主动观察和了解辖区居民的健康需求。但这远远不够,后续还将设置相应部门或引入专业团队通过更加系统和专业的手段甚至技术,来时时获悉社区居民的健康服务需求。例如,提供首次服务前的环节,要有计划、有安排地与辖区内企业或企业的健康管理服务供应商建立合作关系,与街道、居委、业主委员会建立紧密的联系,与辖区内的居民代表建立深度合作伙伴关系,以及时获悉辖区居民对健康服务的诉求和期望,在提供服务后的环节,要建立主动跟踪服务反馈的工作体系,通过专业随访了解居民获取服务后的身心反应和整体体验,通过健康科普巩固居民获取服务后的依从性,并全程将技术的专业性和对更高服务效果的追求融入和落实到对居民的全流程健康管理中,以此更精准地提升枫林社区的服务水平和服务质量。

供方分析:对供方的分析可以分为机构服务能力和人才储备能力,机构服务能力包括高效服务能力、专业能力、特色服务能力、科学研究能力与带教能力。并且,除了不断提升团队医教研能力外,信息化、智能化和数字化水平要跟上甚至引领机构发展。枫林社区基于协同机构内部医疗团队成员以更好地管理起医疗需方(即辖区居民),以及不断提升家庭医生团队服务效能,拟打造集移动医疗、医疗决策、双向转诊、居民健康信息为一体的医疗团队信息化工作平台,通过数字化平台的搭建进一步提高本社区的医疗服务能级。在人才能力的提升上,枫林社区不断提升医疗人员的待遇水平,以多劳多得,优绩优酬,愿者上、能者提的绩效考核机制,提升职工工作活力,激发职工快速成长,吸纳更多人才加入枫林。同时,面对高质量发展的新要求,今后将进一步强化内部成员的职业规划、个人竞争力培养,并加强一线业务职工的社会责任与职业荣誉感,通过服务主体的价值与角色回归,进一步提升本社区医疗团队的服务能力。

　　上下游资源:上下游资源的整合对机构运行降本增效至关重要。枫林社区卫生服务中心通过梳理当前相关产业资源,发现本社区在各方资源上都有所配置,能够为高质量发展铺路。在下游的药、械、信、软建设、硬装修等物资供应链上,与中药厂家、医疗器械厂商等都有发展型的合作关系,如与国药的中药饮片开展代煎服务合作,并共同探讨帮助患者科学服药、正确服药的科普教育;如心脏康复专病项目中,社区购入多个高科技设备,为该专病的技术发展助力,同时又通过技术厂商获悉最新的行业技术动态和学术进展,以及发挥社区在同行中的示范带教作用,与第三方软建设专业服务商开展合作,包括引入家庭医生助理体系、家庭医生控费体系、学科建设服务体系等,切实补充机构面对新事物、新目标时的人才储备短板。在上游的人才供应链上,机构的人才引进计划有条不紊落实,与多方资源对接引进人才,并通过多种方式灵活得到多方专业力量的补给和帮扶,如中心于2016年加入"徐汇区-中山医院"医联体,此外,与多家三甲医院建立合作关系,建立社区全专联合门诊、社区三甲双向转诊机制。未来,枫林社区将继续拓宽上下游资源供应渠道,更细致和系统地整合、链接上下游供应链资源,使之发挥 $1+1>2$ 的效果,更好更快地促进社区服务升级。

组织战略与竞争优势:枫林社区卫生服务中心坐拥地理优势,有着丰厚的历史底蕴与群众基础。当前,机构通过科教兴院、科研强院、系列"枫"品牌建设、多个单病种特色服务建设,在社区同行中竞争优势显著。2022 年获批高质量发展社区试点单位后,枫林社区进一步强化社区健康管理中心建设、多病共管慢病健康管理中心建设,全员诊疗思路和理念进一步向综合性、预防性转变和升级,以形成新一轮的竞争优势,既精准匹配社区居民的健康服务需求,又进一步强化社区卫生服务的业务特色和竞争差异。

因此聚焦自身优势,制定未来发展战略,不断提高社区卫生资源利用率,提高机构社会效益与经济效益,是枫林社区卫生服务中心的高质量发展之路。下一步根据战略指导,枫林社区将对内部组织结构进行改善以应对新发展目标,以高水平的治理带动高质量管理,提高机构横向竞争力,进而促进整个组织的高质量发展。

(三) 枫林社区卫生服务中心在同行中的定位

作为区域内发展历史较长、建设较完善的社区卫生服务中心,枫林社区在各方评价满意度很高。在公众视角下,本机构的前身是二级医院,在医疗技术、医护人员的经验方面具有保障,因此辖区内居民对于本机构的信任度始终较高。与此同时,在转型为社区卫生中心后,机构大力推广各类便民措施、改进各类基础设施,配套服务也根据定位改变及时跟进,辖区居民整体满意度呈现稳中向好趋势。

在同行视角中,枫林社区卫生服务中心在整个上海市社区医疗机构同行中的业务能力与服务水平一直处于领先地位,如传统优势专病骨质疏松与心脏康复、三大中心建设落地、特色服务品牌建设等。社区间对于枫林评价颇高,并时常组织人员前来参观学习枫林建设优势。

从上级部门视角来看,枫林社区卫生服务中心有其建设完善优势之处,对上级部门各项要求落实情况较优,同时,作为直属领导,上级部门对于枫林的短板会更为清晰,能够指出机构本身高质量发展过程中存在的问题,指导机构的改进工作,如进一步提升家庭医生签约服务各项指标以扎稳底盘、进一步通过基建升级扩大对居民的吸引力以提高区域内社区服务占比、进一步发挥和挖掘附属社区的优势带动一批人才与高校及学科建设专项进行链接,以多方位、系统性强基础,提份额、振长板。

(四) 枫林社区卫生服务中心对内部的定位

上海市徐汇区枫林街道社区卫生服务中心前身是华东军政委员会直属机关第一中心门诊部,创建于 1951 年 7 月 1 日,位处新乐路 27 号。1952 年 9 月改建为上海市卫生局公费医疗第四门诊部,迁至建国西路 357 号,1955 年 8 月 29 日改名为上海市公费医疗第四门诊部,1957 年 7 月 22 日划归徐汇区卫生局领导。1981 年 12 月 25 日改建为上海市徐汇区宛平医院。1992 年 5 月迁至双峰路 450 号。1994 年被评为二级乙等医院。2004 年 5 月 1 日,因市卫生局区域卫生规划的需要,转型为一级医院,更名为"上海市徐汇区枫林街道社区卫生服务中心",实行一级医院收费标准。

转型后,工作重心转移至社区。积极发展社区卫生服务,在徐汇区卫生局和枫林街道的领导和大力支持下,逐步建立和形成功能合理、方便群众的社区卫生服务网络。承担枫林街道 2.69 平方公里内 31 个居委 10.99 万常住人口基本医疗和公共卫生服务。中心在岗职工 191 人,其中卫生技术人员 176 人;高级职称 24 人,中级 111 人;硕士研究生 22 人,本科学历 135 人;设有全科医疗科、预防保健科、康复医学科、中医科、内科、外科、妇科、眼科、耳鼻喉科、口腔科、临终关怀科、医学检验科和医学影像科等业务科室,配备了 CT、彩超、DR、自动生化仪等设备,设置 2 个病区(中医病区、康复病区),核定床位 99 张,提供覆盖全人群的家庭医生制服务,使居民在家门口就能完成基本的检查和治疗。近年来陆续创建成功上海市首批优秀社区卫生服务中心、全国百强社区卫生服务中心、全国优质示范社区卫生服务中心和中国社区卫生协会培训基地。

整体来说,枫林社区转型后基本保持了机构的历史优势,即二级医院的医疗水平和科教管理体系,又完成了新时期新功能定位下的业务部门部署和业务团队建设,并用老的优良传统和管理机制及一批优秀的科教管理者,加速了枫林社区的转型成长。

在整个发展过程中,枫林街道社区卫生服务中心始终秉承"崇德、精业、融合、创新"的办院理念,在德行与业务上追求卓越,融汇全专结合、医防融合、中西结合、医养结合的发展理念,以优质的医疗卫生服务,持续追求更领先的居民健康水平。

在未来,中心将进一步加强软硬件建设,扩大以健康管理为轴心的服务范围、服务面积、服务团队,提高服务质量、改善就医环境,最大限度满足社区广大人民群众基本医疗服务需求、健康管理服务,不断提高社区居民的健康水平。

第三节　枫林表现-业务设计

洞察事物的发展要遵循时间的规则,基层医疗卫生机构同样如此。

我国基层医疗卫生机构经历多个历史发展时期,时至今日承担着大量任务,积攒下多个线条、多种属性的服务。为实现高质量发展,需要对目前社区卫生服务中心承担的责任、开设的业务进行重新梳理,设计一套符合高质量发展内涵、符合现代医院管理制度要求的业务流程。

总体来说,各业务团队单打独斗的时代已经过去,现如今,基层医疗的发展需紧密结合医防融合、全专结合、医养结合、中西结合等理念。因此,在进行业务设计时,社区的家庭医生服务要与社区医院建制下的门诊和病房业务联动起来,社区医院建制下的各个专科门诊和病房应该与二三级医院专科紧密衔接起来,社区的一线业务科室要与辅助业务科室积极联动起来促进,全面建成以人为中心的大健康服务网络。

业务设计过程中,首先应该确定,家庭医生及其团队的具体定位是什么、配套业务是什么、内部如何分工协作、家庭医生及其团队的成长途径为何;在此基础上,结合社区医院的具体功能定位,进一步明确社区医院层面应该打造哪些特色专科(特色专科的建立应该按照辖区内的人口需求分布特点以及疾病谱的特点来建设),完成建设目标制定后,应该对社区本特色专科的能力提升进行规划,包括如何实现社区专业能力与母体学科的与时俱进? 与此同时,如何进一步发展出具有社区特色的亚专科方向?

(一)家庭医生与专科医生的协同机制

目前,枫林社区卫生服务中心在家庭医生建设中已初步建立整体运行机制,能够完成一级预防、二级预防及三级预防(即社区动员、社区筛查、社区诊断、社区干预、社区随访)的规定动作,签约率保持稳中上升趋势,居民满意度也较高,部门之间建立协作关系,签约居民患者院内转诊流程已经建立。

大多数机构在业务发展过程中会呈现出一些共性问题,在业务设计领域,问题大多集中在部门职责不清晰、协作机制不顺畅上,具体表现为:

1. 家庭医生观念转变不及时,依然将治疗患者疾病作为工作重点,尚未对基层医疗、全科医学的任务进行深刻的思考,未认知到以人为中心的全流程健康进行管理才是其真正核心工作。

2. 家庭医生与公共卫生团队缺乏明确的权责划分,两部门之间业务存在交叉,工作流程又完全分离,常常出现以人定岗的现象。中心的统筹工作不到位,社区动员、筛查、诊断、干预、随访五个环节没有明确的第一负责人,最终导致部门之间配合不默契。

3. 家庭医生定位不明确。现实中很多社区的家庭医生还没有完全下沉至社区,还需在组织内承担全科门诊甚至是专科专病门诊的工作,无法有效区分社区医院门诊及病房与家庭医生工作之间的关系。在整个疾病管理流程中,缺乏第一负责人制度,各团队人员无区别地扁平化输出服务,身份较错乱、无效竞争大于高效协作,这使得社区患者难以享受到高质量的服务。

4. 不同家庭医生团队之间也存在竞争关系。以往,组织常将签约数量作为家庭医生绩效考核的指标,这就容易导致在业务运行中重数量、轻质量思想的诞生。长此以往,不仅不利于对于居民的管理,更不利于社区卫生服务中心长远的发展。

5. 家庭医生签约居民的转诊制度待完善。现阶段,社区卫生服务中心承担社区医院建设与家庭医生推广的双重压力。在理想状态下,本应将二者优势紧密结合,形成相互支撑、相互促进的局面。但在实际运行过程中,家庭医生与社区医院专科专病的合作非常薄弱,暂无一个统一的标准化转诊机制与保障来完成整个三级预防的过程管理。

6. 对于多病种管理和随访,各部门之间没有协调整合的业务流程和配套信息化工具。这导致家庭医生在管理签约病人时,缺乏整合信息,无法形成整体管理的思路,与此同时也大大降低了工作的整体效率和质量,家庭医生团队一方面人力资源紧缺,另一方面在工作效率和人员利用上尚有很大提升空间。

共性问题往往源自于行业发展的迅速变化和机构对政策的响应与调整理解不到位、跟进不及时,而个性问题则常常与机构自身发展阶段、所处地理位置、管辖人口特征等一系列因素紧密相关。

基层医疗卫生机构在进行业务设计时,须充分分析其当下发展阶段的两种问题(家庭医生制度和社区医院建设),寻找最具现实性的解决方案。枫林社区结合自身的功能定位与运营中的实际情况,从四个维度进行全科内涵的强化建设与全专结合模式的搭建。

1.职能调整：对家庭医生团队长的职能进行重新调整，释放其一部分精力用于管理全科团队中，并将重点工作落实到思考提高站点居民的依从性、签约率的相关内容上；扩大家庭医生助理数量及工作范围，与家庭医生工作进行合理划分，提高管理效率与服务水平。具体职能分配是家庭医生助理主要负责拓展签约量，负责社区动员、筛查以及社区随访的工作，而家庭医生负责诊断与干预工作。此外，家庭医生须：

（1）提升岗位胜任，钻研家庭医生岗位的最新技术进展。

（2）整合可用资源，梳理与健康管理、健康促进相关联的社会资源网络，厘清机构内的专科专病优势资源，捋清向外转介和向内转诊细节。

（3）转诊跟进管理，协助患者转诊并做好审单与控费任务。

2.思维调整：调整家庭医生在工作中个人思维方式：即要以患者为中心，健康为中心，而非以疾病为中心。并且将已签约的患者进行整合，统一分类后进行管理。

3.上下转诊机制建立：建立健全整套转诊流程，让家庭医生在站点，社区专科医生对转诊来的患者进行积极治疗，若患者疾病进一步恶化，由社区专科医生协调对接定点上级医院医生进行转诊。

4.完善提升家庭医生团队与部门协作的保底工作，具体即理清家庭医生团队与防保科之间的关系。统一"以人为中心"的健康管理理念，在此基础上重新调整业务执行流程。重点以家庭医生为核心，防保科并入全科管理中，并听从家庭医生的统一分派，使医防融合在家庭医生签约服务的归口下得以实现。

（二）社区卫生服务中心业务梳理

前文提到，基层医疗当下正面临着多重业务并行的局面，因此，机构要做到高质量发展，就必须对自身开设的业务条线进行梳理，制定一条明确的路线以指导患者从发病到治愈的全流程服务获取。区别于以往多项业务一拥而上的状态,新制定的工作路线应严格明确机构开设的业务对外输出服务的顺序是什么?谁是患者的第一接待人和第一负责人?健康管理中心、护理中心、康复中心、社区医院专科、病房以及各辅助科室在服务患者的流程上先后顺序是怎样的?最后,部门、人员及分工的安排是怎样的?

枫林社区卫生服务中心为实现对社区居民全流程健康管理,推行并落实首诊负责制,在提高患者服务体验的同时,充分体现家门口医疗卫生服务的小而精、温暖便捷、人性化和距离近等优势。在业务设计过程中,首先,将自身开展的业务进行归类总结、进行划分;随后明确各业务团队的职责与人员安排,最终将机构开展的业务归结为五条业务线。各条线相互串联,从最前端直接与居民接触的部门到维护监控居民健康部门,全流程运行实现全年龄段的大健康维护。

具体而言,枫林社区卫生服务中心将一线业务部门(最前端负责开拓服务对象)确定为家医团队,负责实时监控辖区居民健康状况;当患者的症状无法在站点解决时,负责该患者的家医需将该患者转诊到二线业务部门社区专科门诊进行诊断收治,其后针对病情发展情况,转至三线业务部门(社区护理中心/住院部/社区康复中心)进行干预,并由四线业务部门辅助科室(药剂、超声、检验、心电、放射)一同介入管理。在患者康复后,由五线业务部门健康管理中心对该人群进行后续管理。而在整个过程中,该患者的签约家庭医生应始终作为其管健康、管费用的第一责任人跟进管理,在患者享受高质量服务的同时,实现降低成本和增加效益的目标。

同时,当二三线部门限于资源和技术,需要向外院专科转诊时,专科专病医生连同家庭医生一起为转诊后的患者把关其治疗方案,管控其医疗花费。

第四章 战略制定与组织架构

第一节 高质量发展内涵

战略制定与组织架构是指基层医疗卫生机构在明确自身功能定位和业务设计的基础上，提出具体的年度发展目标（即战略），同时为了实现发展目标，优化和调整机构的组织架构，以顺应和推动业务发展目标的实现。因此，作为机构治理者，第二步就是进行新时期的发展战略制定和组织架构调整。下面具体解释战略制定与组织架构。

首先是战略制定。战略一词，原本指的是对战争全局的筹划和谋略。应用到企业或组织机构管理中时，战略管理可以定义为制定、实施和评价使组织能够达到其总体目标的措施和策略。其目的是要为组织创造一种独特、有利的定位，成功地与其竞争对手进行竞争，满足顾客的需求，获得卓越的业绩，实现组织目标[9]。当具体应用到基层医疗卫生机构中时，战略是指机构面对激烈变化的经营环境提出的严峻挑战，为求得长期生存和不断发展而进行的总体性谋划。这种谋划注重立足于全局视野、创造机构未来。通俗而言，机构战略管理就是在对机构的内外部环境进行正确分析的基础上，认清机构现有的优势、劣势，面对的机会和风险，选择、确定机构的总体目标和实现目标的方针与策略[10]。机构战略有不同的层次，可分为：总体战略、业务战略和职能战略[9]。

总体战略是机构最高层次的战略。它根据机构目标,选择机构的经营领域和发展方向。从机构的经营发展方向到机构各部门的协调,从机构有形资源的利用到机构价值观念、文化环境的建立等,都是机构总体战略的重要内容。从其形成的性质看是关乎机构全局发展的、整体性的、长期的战略行为;从参与战略形成的人员看,主要是机构的高层管理者;从对机构发展的影响看,与机构的可持续发展密切相关。业务战略是机构各业务经营单位的战略。经营战略是在总体战略的指导下,具体科室的经营计划和方略。业务战略着眼于专业科室的局部战略问题,关系着某一具体的服务和市场,在一定程度上影响机构总体战略的实现。职能战略是机构职能部门的战略。它是机构职能部门创建和有效运用研究开发、医疗服务、财务运营、人力资源等方面的机制和方略,以保证机构总体目标的实现。职能战略着眼于机构的经营目标,进行相关的策划,提出目标实现的具体措施和计划,促进和保证机构战略目标的如期实现[9]。

对于基层医疗卫生机构来说,新时期的总体战略为高质量发展,基层医疗的具体引导为高效优质的整合型医疗卫生服务输出。那么,作为机构,自身更为具体的高质量发展之路应当如何设计?或者自身新时期的发展战略应当如何制定?且应注意,尽管战略一词虽然比较宏大,但这通常是早期如麦肯锡时代的战略内涵。随着时代发展,战略一词也面临新型管理在发展过程中的内涵调整。也就是说,需对战略或战略目标做出更具体化的表述。每一战略目标都应由明确的主题、预期的成果与完成目标的期限这三大要素构成。明确的主题是指,机构战略目标的制定要避免使用含糊不清的表达或者抽象的表述,避免空话和套话。机构战略目标包含机构运营的多个方面,如市场营销、财务管理、产品开发、成本控制、生产经营等,每个具体方向下设具体的主题,只有明确每个主题,才能对下一层的目标进一步细分。预期的结果是指,机构战略目标的表述应该是执行战略后将要取得的成果,而不是对战略活动这一过程的具体表述,对预期结果做出规定,可以明确机构经营的目标与方向，并对职工实现预期目标给予激励，并且预期的结果要进行量化，以利于考核与衡量。完成目标的期限是指，机构战略目标的制定需要一个具体的完成时间，如果没有具体的时间要求，那么机构职工就不会有完成任务的紧迫感，并且可以根据不同战略目标完成时间的不同，帮助管理者分清各项任务的轻重缓急，从而制定合理的工作安排。

也就是说，在高质量发展背景下，基层医疗卫生机构制定出的战略应是一个具体的发展目标，应是能够发挥功能/目标导向的——根据业务设计，制定三年、五年战略发展目标，形成与发展目标相配套的组织架构、绩效模型，并运行和反馈。

基层医疗卫生机构在制定高质量发展战略时，可结合波特竞争力分析模型（包括钻石模型和五力模型）、SWOT 分析、PEST 分析等战略分析模型对机构未来三至五年的发展安排进行全面部署，确定发展优势和优势指标（如在医疗系统中、大健康行业中或机构同行中的竞争优势），继而制定更为具体详尽、明确的战略。此时，战略可能会涉及多个维度，可包括战略目标、使命愿景、市场洞察、业务组合战略、业务目标、市场细分、目标市场、竞争战略、业务模式、业务策略与行动方案、研发战略、营销战略、人才战略、财务战略、质量战略等内容。

然后是组织架构。当确定了新的战略目标后，作为组织，常常需要调整基层医疗机构的组织架构来顺应和确保战略目标的实现。组织架构是机构的全体成员为实现组织目标，在工作中进行分工协作，在职务范围、责任、权利方面所形成的结构体系。建立和健全基层医疗卫生机构管理组织架构，将有利于强化责任，确保机构目标和战略的实现；有利于简化流程，快速响应服务对象需求和市场变化；有利于提高协作效率，降低管理成本；有利于信息交流，促进创新和优秀人才脱颖而出；有利于培养未来领袖人才，使机构实现可持续成长。

组织架构通常需要与战略目标相匹配，内容包含职能结构、层次结构、部门结构和职权结构四类。

第一类,职能结构是指实现组织目标所需的各项业务工作以及比例和关系。职能结构存在的问题可能包括:职能交叉(重叠)、职能冗余、职能缺失、职能割裂(或衔接不足)、职能分散、职能分工过细、职能错位和职能弱化等方面。第二类,层次结构是指管理层次的构成及管理者所管理的人数(纵向结构),其考察维度包括管理人员分管职能的相似性、管理幅度、授权范围、决策复杂性、指导与控制的工作量、下属专业分工的相近性。第三类,部门结构是指各管理部门的构成(横向结构),其考察维度主要是一些关键部门是否缺失或优化。第四类,职权结构是指各层次、各部门在权力和责任方面的分工及相互关系,主要考察部门、岗位之间权责关系是否对等。

在高质量发展目标的倡导下,基层医疗卫生机构需要反思原先离散的组织架构是否仍然适合;整合型服务输出要求下,各团队成员构成是否需要重新设计和组合。当前基层医疗卫生机构组织架构可能存在以下问题:第一,机构业务部门的设置上,中心总部的门诊科室设置,特色不鲜明、定位不清晰,并与家庭医生团队的主营业务存在交叉和竞争,家庭医生团队极少向中心内部的专科转诊;家庭医生团队内部人员设置和分工存在不合理,导致负荷较重时,签约、服务各项指标完成不佳;辅助业务科室单兵作战、同类科室缺乏整合,导致人员产出不足和人员数量不足问题并存,专项服务能力也不突出,对业务部门主动出击、主动配合意识和能力不强;第二,机构职能/管理部门的设置上,职能部门科室设置过多过细,内部协作关系僵化;缺乏进行总体设计和规划的部门与人员;缺乏基于数据驱动和治理的科学管理人员等等。基于此,基层医疗卫生机构关于组织架构的目标任务应为:建立两支队伍,形成机构一级组织架构(业务队伍和管理队伍);设计业务队伍组织架构,实现全专结合、医防融合、分级诊疗(三个中心四个部门一个制度性团队);设计管理队伍组织架构,实现高水平治理、高效率经营和高质量发展。

总体而言,基层医疗卫生机构需要明确新型组织架构,可从团队性质种类、团队协作流程、团队职位层级这三个维度展开。例如,基层医疗卫生机构可首先通过评估团队当前组织架构,分析组织架构是否与战略目标相匹配;其次,明确团队性质种类,分析团队性质可分为几类,如包括业务部门、职能部门和决策部门等,能否确定机构某一职工隶属于哪一部门;然后,明确各团队间的协作流程,如层级间是否顺向服务、谁服务谁、谁是谁的服务对象等等,该步骤可分别从部门间、业务和非业务间以及业务部门间进行分析;最后,确定各科室团队的职位、层级,即部门内部职位分几级,科室成员属于哪一层级等。

第二节　枫林表现-战略目标

机构的功能定位决定了其战略目标的制定,枫林社区卫生服务中心基于波特钻石模型,通过市场机遇、政策便利、需方分析、供方分析、上下游资源等维度,分析了机构目前的竞争优势,根据目前中心重点工作(如家庭医生建设、以人为中心的健康管理等)从机构建设、业务输出、服务供给三个方面提出枫林社区卫生服务中心的未来发展战略。

在机构建设上,未来将持续推进枫林健康管理品牌建设,发挥机构优势,落实推广宣传,提升机构影响力。

在业务输出上,持续推进"扩容增能",一方面拓展医疗健康项目,另一方面,大力推进家庭医生签约覆盖率。

在服务供给上,提升枫林社区卫生服务中心硬实力＋软实力;全方位、高质量为居民提供高质量医疗健康服务。

同时,放入时间维度,明确和制定以上三个方面年度应达成的目标,驱动战略逐步落实为业务增长和团队成长。

第三节　枫林表现-组织架构

组织的发展目标最终要落实到部门、个人执行,在变革时期,当机构的战略发生变化后,紧随而至的就应该是组织架构的调整。一个同发展目标匹配的组织架构能够将组织内部工作流程合理配置,最终以实现高效率工作、高质量发展。

（一）团队性质种类确定

为了将战略目标落实、保障机构正常运转,必须制定合适的组织架构。枫林社区卫生服务中心为推动高质量发展,重新梳理机构的组织架构,结合政策要求、中心发展现状对其进行调整。首先需要确定的就是机构中团队性质需要哪几个种类,中心根据团队在组织中的功能将团队分为以下三个种类:

1. 负责制定机构的战略规划和目标计划、整合机构资源配置、决策并监督执行的决策部门。

2. 负责中心党务建设、日常综合管理、财务管理、协调各部门工作关系、建立并完善各类规章制度、建立绩效管理与考核制度并执行的职能部门。

3. 与居民及患者直接接触、为居民及患者提供各类医疗健康服务的业务部门。

（二）团队协作流程确定

团队性质确定后,就要进入确定团队协作流程的环节。作为服务输出型的组织,为社区居民提供高质量的医疗健康服务是社区卫生服务中心的生存之本。因此,团队协作流程也要围绕其展开,组织的发展最终会映射在其业务的发展上。

在枫林社区卫生服务中心,决策部门充当高层管理的角色,主要解决组织发展方向与资源筹备的问题,统筹管理职能部门与业务部门并为二者提供充足的保障,以推进组织发展。职能部门的工作职责决定了其在组织中的位置,面对决策部门,职能部门是一个执行部门,承担将决策细化并落地执行的角色。面对业务部门,职能部门一方面充当制定规则的角色,规范、考核业务部门的工作,另一方面充当服务者的角色,要为业务部门一线的工作提供支持与后勤保障。业务部门是机构层面接触服务对象的一线部门,为组织创造直接社会效益和经济效益的部门,在日常运营体系内,一方面要坚定朝着机构的发展方向前进,遵守机构各类相关制度,另一方面在业务端不断精进、整合资源,提出合理需求,为组织创造价值。

(三) 团队职位层级确定

机构的组织架构应适应所处时代,在现如今高质量发展的背景下,结合组织的功能定位、战略目标,枫林社区卫生服务中心根据工作开展的现实需要,对机构的职能科室与业务科室的结构需要重新进行调整。

首先,将公共卫生团队从职能科室调整到业务科室。当下基层医疗卫生机构的首要任务就是做好居民的健康管理工作,要求将服务的关口前移。枫林社区"1+N+N"的家庭医生团队工作模式,将服务带进居民家中。此时,公共卫生医师原则上应作为家庭医生团队的一分子,协助家庭医生开展工作。

其次,调整护理部在组织架构中的定位。以往护理部往往是既管不了业务也没有承担职能作用。调整方式为区分护理团队的业务与职能,业务发展路线归入业务部分;职能发展路线同门办、院感与医务科进行合并为质量管理与发展科室,质量管理与发展科室承担全院各个环节的质量监督与管理任务(包括管理中心医教研工作,统管业务科室,如门诊、病房、护理与家医团队工作等)。

最后，分管科室也应按照更有利于工作开展的方式进行调整：人事科、财务科、总务科依然为单独执行科室；促进医务科、门办与综合办公室三科室的工作重新分配与合作，打造全新质量管理与发展科室，提升治理能力，明晰职能定位。治理职能（质量管理与发展科室：医教研宣）＋运营职能（行政、财务、信息、采购和人事）一同发力支持前台业务部门的业绩表现提高。

第五章　运维设计与制度规划

第一节　高质量发展内涵

作为基层医疗卫生机构治理者,第三步就是进行后台运维设计与配套制度搭建。运维设计与制度规划是指医疗机构在启动目标性建设后,要适时将建设过程中的收获和建成的结果,向组织过程资产的网格中有序存放,以形成制度性的内容、指导后续实践。若想达到这样的效果,需要提前将组织过程资产的网格设计好,以便当向其中存放相应内容时,是有序的、有目的的和符合品质要求的。对于基层医疗机构来说,在全新的战略目标和组织架构下,针对下一步就要开展实质性建设工作。在此步,必须提前做好前置的运行制度框架设计,包括:一是框架的结构要先进,既简明稳定又降本增效;二是各结构模块的运行流程/程序要做大致约定。最终,通过对运行体系和配套制度在结构和程序上的提前设计和必要约束,来防止后续建设过程中出现不必要的试错。

下面具体解释运维设计与制度规划的内涵。

首先是运维设计。运维设计是指基层医疗卫生机构运营管理者按照机构工作和发展的客观规律,运用运营管理的理论和方法,对机构的人、财、物、信息、时间等资源进行计划、组织、协调和控制,以充分发挥系统整体运行功能,达到资源配置最优化和最佳综合效益,满足患者医疗服务需求。

在高质量发展背景下,基层医疗卫生机构的运维设计结合前述理论指导,可考虑业务结构(①)、业务互动(②)及常态化运行(③)三个层面,并由此可梳理出五大模块,分别是家庭医生模块(属于前述①)、社区医院模块(属于前述①)、全(家庭医生)专(社区医院)结合模块(属于前述②)、主导开发模块和系统迭代模块(均属于前述③)。

下面结合每个模块的具体内容展开阐述:

第一,家庭医生模块。

1. 确定家庭医生团队业务流程,如从动员、筛查、诊断、干预到随访等五阶段;

2. 确定每个阶段人员的参与情况,家庭医生团队的协作分工状况;

3. 确定家庭医生团队内部的绩效分配状况,如采用何种绩效分配方式等。具体来说,包括明确家庭医生团队通用的工作环节和工作框架;明确家庭医生团队在各环节上的前、中、后分工机制;基于标化工作量进行各环节业务贡献上的通用测算和考核,以及明确每个环节前、中、后台的绩效构成比例;借鉴阿米巴经营理念,明确家庭医生团队各环节的独立核算方式,总体预算及必须达到的经营目标;试运行,并记录经营指标,进行自身纵向和横向比较;完善和修订,包括根据经营结果反馈,继续优化方案。

第二,社区医院模块。

1. 明确社区医院的业务设计是否完备,能否按照正确的流程进行,以及明确某业务具体属于一至五线中哪一层级的业务范围;

2. 明确组织架构中的上下游团队,科室内部分级情况,以及某业务是由某一层级业务科室负责;

3. 明确科室名称及能解决的问题,明确与之对应的上级医院科室定位与对接人员,从而能够完善配套资源;

4. 明确探索适宜当下社区卫生中心的病种建设、特色技术与评价指标的标准化建设流程,促进中心持续高效产出优质可行的新业务等。

第三，全(家庭医生)专(专科专病门诊)结合模块。

在建设单病种服务体系时，全专之间的协作至关重要，相关参与方应以质量控制的态度在建设周期、建设过程、协作细节上达成统一共识并予以明示，以指导具体工作的开展。

社区单病种服务体系建设周期一般可包括：调研期、共创期、建设期、跟踪期和评价期。调研期，是否有调研清单，是否明确哪几方人员参与，调研内容、调研目标如何；共创期，专科医生带领全科团队共创时，明确共创的具体内容和目的；建设期，明确部门成员互通达到较好程度、可开诊接诊患者的时间线；跟踪期，明确家庭医生转诊出去的患者，对方能否顺利解决并转回，转诊过程和进展是否符合预期，以及院外转诊时，内部全专医生能否在外院治疗方案中具有充分的审核权和足够的博弈权，并顺利转回；评价期，对单病种服务体系的成本效果、成本效用、居民满意度、外院合作深度等进行评价，以明确机构单病种服务能力的市场竞争力。

第四，主导开发模块。

在开展各项新业务时，为提高开发效率、特别是开发质量，初期的总决策(建设方向、预期目标、建设周期)应由机构主要负责人负责；并确保运营开发由医务科牵头负责，且能够快速调研、快速开发、快速收治病人，以及能够把相关进展第一时间同步至宣传部门，对外发布新业务通知等。并将前述工作机制落实为常态化的工作方案，应对各种新业务的高效优质开发。

第五，系统迭代模块。

通过设计医、教、研的闭环联动，推动整个机构和组织知识、技能、认识的持续迭代和升级，在此过程中，需制定清晰的路线图帮助质量管理与发展科室(医教研宣的整合)从业务数据中发现问题、洞察机会，形成业务发展清单，进一步将其与科研工作进行衔接，通过将发现的问题与业务部门进行沟通与探讨，协助其从中提炼和锁定科研方向乃至科学问题，同时，针对业务暴露的问题和机会以及即将开展的科研工作,从中发现业务团队认知、知识、技能的空白点和短板,开展有针对性的教学工作,并引导业务团队将科研成果整理成教学成果,对外输出,持续保持机构的横向竞争力。最后,配置合适的团队,确保医教研闭环运转良好,通过医教研的完整循环,实现机构和组织的系统和持续迭代。

然后是制度规划。制度是一个组织、集体内所有成员必须遵守的行为规范准则,制度的制定、发布、执行和监督是制度管理科学化的重要环节。

基层医疗卫生机构制度是为了维护机构正常的工作秩序,保证机构各项工作正常开展而依照法律、政策等制定的具有内部约束力的文件。科学、规范的制度是基层医疗卫生机构高效运行的基础,也是机构管理理念、管理思想和管理战略有效落地的根本保证。加强机构制度建设,规范机构制度管理体系,是机构由粗放型管理向精细化管理转变,实现机构可持续发展的重要保障。进入高质量发展新时代,基层医疗卫生机构需要及时规划制定相关的机构管理规章制度,以适应高质量转型发展的时代要求。因为机构制度规划建设是机构精细化管理的一项重要内容,对机构高质量发展起到了积极的推动作用,强化制度规划建设是提升医疗质量、实现内涵式发展的重要保障。

制度规划涉及到基层医疗卫生机构应该在哪几个方面建立配套制度,来保障该维度的顺畅运行,以及机构在这几个方面可先建立哪些指导性的文件,以起到提纲挈领、承上启下的作用,一方面承上,可将前述各项与巩固机构定位和实现战略目标相配套的关键举措和关键做法进行制度性细化和固化,另一方面启下,可指导后续细节性措施及方案的出台与落实。

在医疗机构高质量发展的新阶段,制度规划时可重点关注医疗、科研和教学三个方面。首先,医疗方面,医疗运行体系配套制度可包括:机构不同业务层面运行流程与制度、部门之间运行流程与制度、业务输出运行流程与制度。其次,科研方面,自主研发体系配套制度可包括:人员能级库存盘点、科研与业务双向打通、价值科研方向确定、人员精准培训与项目进度管理、参与型项目制度建设。最后,教学方面,知识共享体系配套制度可包括:强化通识培训、搭建内容精准与分享快速的知识共享体系。

注意的是,机构制度规划建设必须在国家法律法规的框架之下,与机构战略目标、机构文化相一致;必须着眼全局具有系统性,既要科学、完整、规范,又要宽严适度、合理、可行、可操作。

基层医疗卫生机构通过建立健全上述内部制度体系,可以使机构各部门、各岗位之间权责明晰,从而完善规章制度和约束机制,加强机构内部管理,形成机构发展有后劲的医教研良性循环,建立起维护公益性、调动积极性、保障可持续性的公立医院运行新机制。

第二节　枫林表现-运维设计

(一) 家庭医生模块

1. 家庭医生团队业务流程规划

家庭医生团队业务流程主要围绕社区动员、社区筛查、社区诊断、社区干预、社区随访展开。目前,枫林社区在家庭医生建设中已初步建立整体运行机制,能够完成一级预防、二级预防及三级预防(即动员、筛查、诊断、干预、随访)的规定动作,签约率保持稳中上升趋势,居民满意度也较高,业务部门之间存在协作关系,存在有效转诊的模式。其具体内涵表现在:

(1) 社区动员:确定家庭医生团队的服务范围和目标人群(家庭医生团队需要确定其服务范围和目标服务对象,以便为他们提供最佳服务),社区动员工作由团队助理完成:

① 建立社区联系人网络:与街道、楼组长、志愿者组织、养老机构建立联

系,了解社区卫生状况和需求,并分享健康信息。

② 参加社区活动:积极参与社区举办的活动,如健康咨询、义诊、社区讲座等,向居民推广预防保健知识,增强他们的健康意识。

③ 制定宣传计划:根据社区卫生状况和需求,制定合适的宣传计划,如制作宣传海报、宣传单、小册子等,向居民传递健康信息,提高他们的健康意识和健康素养。

④ 口耳相传:利用社区群众中的社交关系,通过口耳相传的方式传递健康信息,号召居民积极参与各种健康促进活动。

⑤ 创新宣传方式:目前随着科普工作的逐步深化,还结合社区文化和风俗,利用娱乐、音乐、绘画、视频、小品等方式进行宣传,让宣传更加生动、有趣、易于理解。

(2)社区筛查:在社区健康管理中心开展居民评估(家庭医生团队需要开展居民评估,了解居民的健康状况,需要哪些服务和支持,并建立个人化的社区健康照护计划),社区筛查工作由团队助理完成:

① 确定筛查内容:确定需要筛查的疾病或健康问题,以及筛查的人群。例如:糖尿病、高血压、肺癌、乳腺癌等重点疾病,以及老年人、妇女、儿童等易受疾病影响的人群。

② 确定筛查工具:选择适当的筛查工具,例如血压计、血糖仪、体重秤等。

③ 培训工作人员:确保医务人员具备筛查所需的专业知识和技能,并了解筛查流程和标准。

④ 宣传和邀请:将筛查通知传递给社区居民,邀请他们参与筛查活动,提高居民对健康的意识。

(3)社区诊断:建立健康档案(家庭医生团队需要帮助居民建立健康档案,记录居民的健康历史、诊断结果、治疗计划等信息,以便随时查看和更新),社区诊断由家庭医生完成:

① 个体疾病诊断服务：对社区筛查中出现阳性的居民，由家庭医生助理进一步联系安排，进入临床诊疗流程，由家庭医生在站点或中心，对筛查结果阳性的疑似患病居民进行诊断和鉴别诊断，安排相关的检查和检验。

② 社区群体诊断服务：

a) 收集社区医疗信息：收集和分析社区的医疗卫生服务信息，包括机构、诊所和家庭医生服务设施的数量和类型、人员配置、医疗技术和设备、药品供应、卫生保健机构等现状。

b) 了解社区居民的健康需求：了解社区居民的健康需求和行为、疾病谱及其他相关因素，包括社区人口环境、生活方式、健康素养、健康风险、疾病流行情况等。

c) 实地考察：走访社区，对社区环境、卫生设施、资源配置等情况进行实地考察，掌握社区基础设施及服务的现状，评估服务水平和质量，并对可行的改进措施进行思考和提出建议。

d) 使用数据记录和分析工具：收集和使用数据记录和分析工具，如公共卫生数据统计、社区健康画像、居民健康档案等，进一步了解和分析社区居民的健康状况和风险因素，为个性化的医疗决策提供参考。

e) 制定社区医疗计划：根据社区诊断结果，结合医疗资源和需求，制定社区医疗计划，包括人员配置、培训计划、协作机制、预防疾病宣传策略等，以提升社区医疗服务水平和健康指数。

（4）社区干预：提供疾病管理和防病服务（家庭医生团队需要提供疾病管理和防病服务，向居民提供预防和管理慢性病的建议和指导）。社区干预由家庭医生完成：

① 个体疾病诊疗服务：通过疾病的早期筛查如高血压、糖尿病、乳腺癌、结肠癌等，及时发现疾病并进行治疗和管理，降低疾病的发病率和死亡率。

② 群体社区干预服务：

a）健康教育宣传：家庭医生可以利用社区广播、宣传栏、漫画等多种形式宣传健康知识，提高居民的健康素养和健康管理能力，防范疾病的发生。

b）家庭访问服务：家庭医生可以定期走访家庭，了解家庭成员的健康状况和生活环境，发现潜在的健康问题，为家庭提供定制化的健康管理方案和建议。

c）社区卫生服务：家庭医生利用健康管理中心，定期开展社区卫生服务活动，如免疫接种、义诊、健康体检等，以提高社区居民的健康服务水平和医疗保障。

③ 家庭医生团队需要与其他医疗机构合作（上下转诊），共同为居民提供综合性的医疗服务和支持，确保居民得到最符合其需求的医疗服务。

（5）社区随访：家庭医生团队需要定期随访（了解居民的身体状况和药物使用情况，并提供必要的服务和支持），由家庭医生助理完成。

① 建立良好的沟通渠道：与居民建立良好的关系和信任，让居民了解随访的目的和要求，确保居民了解自己的病情和治疗方案，以及提供必要的支持和健康教育。

② 确保及时回访并做好记录：制定合理的回访计划，及时回访，记录相关内容，如病人的病情变化、生活习惯的改变、用药情况等等，以便及时调整方案和治疗策略。

③ 联合管理：多部门联合管理，同时与其他专业人员和患者家属积极合作，共同制定健康管理计划，确保全方位的服务，并防止信息缺失或重复。

④ 发挥主动性：在社区医疗保健工作中，家庭医生团队应主动发挥自己的作用，及时对居民进行健康宣教、疾病预防和家庭保健服务。

⑤ 提供康复服务：家庭医生团队需要提供康复服务，帮助服务对象恢复

身体功能和日常生活能力。

2. 家庭医生团队协作分工

家庭医生团队通常由多个医疗专业人员组成,包括全科医生、公卫医生、护士、营养师、康复师、家庭医生助理等。团队成员在不同的领域有不同的专长和职责。

(1)建立初诊和随访制度:家庭医生团队可以制定一份明确的初诊和随访制度,根据患者的不同情况,分派不同的团队成员负责。初诊医生需要进行全面的健康评估,制定个性化的治疗计划,之后由团队中其他医务人员(如康复师、护士、家庭医生助手等)进行随访管理。

(2)制定团队工作计划:家庭医生团队长每月制定一份全体成员的工作计划,明确每个成员需要完成的任务内容和时间节点,每月底进行考核,以确保整个团队协作高效有序。

(3)分工明确:家庭医生团队应该建立一个专业化分工的工作机制,不同的医生职责明确,避免出现重复工作或工作交叉的现象:

① 确定患者的健康需求和诊断结果,由家庭医生担任该任务。

② 制定治疗方案和药物治疗计划,由医生或药师担任该任务。

③ 执行治疗方案和药物治疗计划,由护士担任该任务。

④ 进行定期的身体检查和讨论患者病情,由医生或护士担任该任务。

⑤ 提供营养咨询和指导,由营养师担任该任务。

⑥ 提供康复治疗和康复计划,由康复师担任该任务。

⑦ "助筛、助诊、助访"作用,同时尽可能承担与合作医院专科的转介和对接工作;编写和更新健康档案,并保证团队成员间的良好沟通和协作,由家庭医生助手担任该任务。

(4)不断优化工作流程:家庭医生团队应该定期召开团队会议,及时总结工作经验,发现问题并及时解决,同时积极收集相关的反馈信息,不断优化工作流程,提升医疗服务水平。

3. 家庭医生团队绩效分配

为促进家庭医生团队高效优质完成三级预防的规定动作,枫林社区卫生服务中心完成了制定业务流程规划、团队协作分工方案的工作。在此基础上,还需要明确团队的绩效分配方案。以合理的绩效分配促进团队成员的积极性。

(1)按产值分配:根据团队成员在门诊、家床等方面的实际产出,按照一定比例分配绩效。

(2)按患者量比例分配:将家庭医生团队的签约服务患者量作为绩效分配的基础,按照各个成员服务患者量的比例进行分配。

(3)综合考核分配:在考虑医生个人绩效的基础上,加入患者满意度和团队合作、家医考核等指标,对团队绩效进行综合考核后再进行分配。

(4)资历分配:对于经验丰富、技术水平较高的医生和护士,可以适当给予绩效分配上的加权。

(5)公平分配:按照家庭医生团队成员在工作中所承担的角色和职责来进行绩效分配,以确保分配的公平性和合理性。

(二)社区医院模块

《国家卫生健康委关于全面推进社区医院建设工作的通知》《上海市推进社区医院建设工作方案》等一系列文件确立了社区卫生服务中心承担社区医院的职能。这就要求社区卫生服务中心必须重新梳理自身的业务设计(社区居民的需求与疾病谱)与组织架构,了解目前已有资源条件与在建的病种之间是否匹配、缺少什么。在此基础上,了解社区居民需求,结合卫生经济效益与社区现实情况与特色服务方面,对特色技术的建设提出方案并论证建设可行性后,提出具体建设方案。

1. 社区医院标准化建设方案

枫林社区卫生服务中心面对新时期高质量发展要求,对自身业务设计与

组织架构进行梳理,结合机构目前的发展现状,制定了社区标准化建设方案:

(1)数字化建设:社区医院需要加强数字化建设,包括电子病历、医院信息化系统、远程医疗等,以提高信息化水平和医疗质量。

(2)多元化服务:社区医院需要提供更加多样化的服务,包括整体健康管理、家庭医生服务、心理咨询等,以满足患者多元化的医疗需求。

(3)创新科技应用:社区医院需要积极应用创新科技,如人工智能技术、大数据应用、基因检测等,以提高医疗水平和服务能力。

(4)专科服务:社区医院需要加强专科服务建设,如妇科、儿科、眼耳鼻喉科、口腔科等,以提高医疗服务的专业性和深度。

(5)人才培养:社区医院需要加强人才培养,包括持续提升医护人员的专业能力和职业素养,建立导师制度和培训体系,吸引更多高素质医疗人才来到社区医院工作。

(6)智能化设施建设:社区医院未来需要引入更多智能化设施,包括智能医疗设备、智能床铺等,提高医疗设施的智能化程度。

2. 业务设计与组织架构

(1)业务设计

①需求分析:对居民的医疗需求进行分析和调研,了解市场需求和患者就诊的痛点,制定医疗服务计划,确定医疗服务内容和目标(市场营销部门)。

②医疗服务流程设计:根据需求分析结果,设计医疗服务流程,包括开展医疗服务的时间和流程、预约挂号、就诊流程、医疗诊断和治疗、出院流程等(医疗服务部门)。

③建设设计:按照医疗服务流程设计,制定细化的建设设计方案,包括基础设施建设、设备配置、医护人员分布、信息化系统建设等(行政管理部门和信息化管理部门)。

④人资规划:根据医疗服务的流程设计和建设设计,制定人力资源规划,包括医护人员、管理人员、服务人员等的招聘和培训工作,以及职能部门

的设置等（行政管理部门）。

⑤ 资金预算：制定详细的资金预算和财务管理制度，包括建设预算、运营成本预算、财务分析和评估等，并确定一定的资金来源和运营收入来源（财务管理部门）。

（2）组织架构

① 医疗服务部门：包括门诊部、住院部、中医科、康复科、药剂科、医技科室等。

② 医务管理部门：主要负责医护人员的管理、培训、绩效考核、技术培训等。

③ 业务拓展部门：包括运营部、宣传部等。负责市场调研，收集行业信息；洞察服务对象的特征、需求与偏好；编制汇总帮助决策层决策。最后开展业务宣传、活动策划、宣传及实施等。

④ 行政管理部门：包括综合办公室、后勤管理部门、人力资源部门等。

⑤ 财务管理部门：主要负责医院的财务管理、成本控制、费用核算、财务预算及报表、统计分析等。

⑥ 信息管理部门：负责设计和维护医院的信息化系统和流程，保证机构业务的信息化管理运营。

3. 配套资源

（1）服务衔接：社区医院与上级医院应建立良好的服务衔接机制，根据患者的病情和就诊需求，在不同层级医疗机构之间进行转诊和会诊，确保患者得到全面、合适的医疗服务（医疗服务部门对接）。

（2）人才培养：上级医院应向社区医院派出专家，为社区医院医生和护士开展培训，提升技术水平；支持社区医院建立健全的医学质量管理体系，提高医疗服务的质量和水平（医务管理部门对接）。

（3）资源共享：上级医院应向社区医院开放相关医疗设备，并为社区医院开展科研工作提供支持，以确保社区医院不断提升诊疗质量和水平（行政管理部门及医务管理部门对接)。

(4)网络建设:上级医院和社区医院应共同建设医疗信息共享平台,实现医疗信息互通,提高医疗服务的效率和质量(信息管理部门对接)。

4.单病种建设

(1)病种筛选:由医疗服务部门根据居民的健康需求和基础医疗服务资源的情况,进行病种的筛选。

(2)由医务管理部门评估和确定病种:通过专家评估、实地调查和市场调研等方式,评估所选病种的患者数量、疾病发生率、治疗难度、医疗资源需求等情况,并最终确定所需的病种范围。

(3)由医务管理部门建立诊疗规范:根据所选病种的特点,制定相应的诊疗方案、治疗标准和操作规范,确保医疗质量和安全。

(4)行政管理部门进行设备和药品采购:根据所设病种的临床需求,采购与之相匹配的医疗设备和药品,以保证病患得到恰当的诊疗服务。

(5)医务管理部门进行人员配备和培训:安排合适的医护人员及其相应岗位,对其进行专业技能和服务态度等方面的培训,提高其诊疗能力和医疗质量。

(6)由综合办公室牵头:进行前期宣传推广,争取社区居民的支持和认可,并正式开始运营社区医院的相关服务。

(7)医务管理部门进行监管和改进:定期开展病种服务的效果评估和监管,对社区医院进行相关改进和优化,以优化诊疗流程和提高服务质量。

5.评价指标设计

(1)治疗效果:即新病种或特色技术能否有效地治疗相应疾病或症状。评价指标可以包括临床就诊率、有效率、治愈率、复发率等。

(2)经济效益:即新病种或特色技术是否具有经济上的可行性,评价指标可以包括费用收益比、平均住院费用、住院日数等。

(3)技术优势:单病种防治成本效果、成本效用等,是否达到WHO推荐的先进适宜技术水平（每增加一生命质量调整年的成本低于所在地人均GDP 的 3 倍即可以接受,低于 1 倍为完全值得）,与同行相比是否具有显著的技术优势。

（4）患者满意度:即新病种或特色技术是否符合患者的期望和需求,提高就诊患者的满意度。评价指标可以包括患者对医疗服务的评价、医疗服务便捷性等。

（5）社会影响:即新病种或特色技术的社会效益和推广价值。评价指标可以包括机构声誉、社区医院在相应领域内的影响力等。

（三）全专结合模块

家庭医生制度和社区医院建设目前已成为基层医疗卫生机构的两大业务支柱,二者发展至今,都经历了较长时间的摸索,迄今仍有各自需要解决的问题,并且随着高质量发展,还需进一步解决两者之间良性互动机制建立的问题。

具体而言:

首先,家庭医生团队建设方面,在家庭医生服务建设初期,同多数基层医疗机构一样,枫林社区走上一条边探索边实践的道路,在过程中出现家庭医生角色定位不清晰、机构内部成员职能较混乱的问题。基于此,枫林社区卫生服务中心从家庭医生团队的工作流程出发,如在"家庭医生模块"所述,对家庭医生与团队成员进行工作内容的重新划分,并将各类工作内容,统一用"社区动员、社区筛查、社区诊断、社区干预、社区随访"五个环节进行划分,以实现家庭医生工作和公共卫生工作的深度融合和无缝衔接,这也是医防融合在家庭医生工作中的具体体现。进一步对各个环节的服务内涵与负责人员进行明确规定,家庭医生负责强化医疗能力与病人全过程健康管理能力,助理团队专攻扩大签约量的工作,具体而言包括诊前诊后的筹备工作和善后工作,并确保服务流程形成一个闭环。

　　其次,单病种服务体系建设方面,早期,一方面受到全科要有专长发展思路的影响,另一方面也是为了解决初期全科医生规培后仍存在的服务能力不足问题,这一阶段可认为是单病种服务体系被动建设的1.0阶段。而伴随整个医疗体系更加依赖于社区卫生服务体系尽早发挥管健康、管费用功能,加之社区卫生服务也同期进入高质量发展期,社区卫生机构专科专病建设开始进入主动建设的2.0时期,此时,枫林的实践经验表明,社区医院不能盲目建设,在专科专病的选择上,既要考虑机构的学科优势,又要考虑社区的人口、地理位置等因素,最为忌讳仅从外部专家资源的获取便利度上做方向性上的决策。

　　第三,两者的分工协作和互动方面,至今仍存在不同程度的职能交叉问题,原因是,人力资源总量特别是专科专病医生数量不足,以及机构家庭医生签约指标达标的压力,比如社区医院专科专病医生由于也是全科医师背景,为了加快机构签约进程,也通过门诊、病房各个渠道签约居民,但日常难以兼顾深度的家庭医生工作,或者呈现签约对象没有地块特征,而是妇女或儿童等人群特征;另一边,家庭医生也因为医院专科专病人手的不足,被安排加入医院专科专病建设,如前所述,在单病种服务体系建设的1.0阶段,该做法可以提升家庭医生的服务能力,但随着社区医院越加凸显专科专病的专业性和特色服务时,家庭医生所能投入的精力和所能精进的程度就显得尤为不足。

　　在此背景下,一是要清晰识别各自的发展问题,二是要通过有效的全专结合手段来充分发挥两支团队各自的优势和长板,通过建立高质量的合作,解决各自的发展问题,如专科专病的稳定病源问题和家庭医生签约率问题。

　　具体来说,家庭医生与社区医院专科专病主要是在单病种服务体系建设和服务输出上有深度融合的空间,枫林社区基于前期骨质疏松专病、心脏康复专病等建设经验,对新增单病种建设的流程进行梳理,得出调研期、共创期、建设期、跟踪期、评价期五个建设阶段,并对各阶段全专深入融合、无缝衔接、互相成就的具体内容进行总结：

1. 调研期

单病种服务体系建设要点上，应把握好 7 个要素的现况摸底，分别是服务体系建设 SOP、专科专病医师协作细节宣贯、全科医师防控知识宣贯、社区居民防控知识教育、服务清单、临床疗效评价和临床数据库。

（1）服务体系建设 SOP：

成立专项项目小组，依据稳健的业务阶段（筛查-诊断-治疗-转诊-康复-随访），采用成熟的工作范式（按推进流程分别包括文献检索、现场观察、定性访谈和专家咨询），进行各阶段每个细节的深入研究，并对所得到的结果和结论进行可视化的绘制、张贴和内部宣贯。

（2）专科专病医师协作细节宣贯：

与辖区内医联体建立较稳定的合作关系，在开展新的单病种诊疗服务体系建设时，能快速地围绕业务分工、协作流程、转诊细节、学术合作、数据共享、技术下沉等确定与综合医院专科合作的方案，将专科专病医师资源有机、快速地协调到整个社区服务网络中。

（3）全科医师防控知识宣贯：

对全科医师/家庭医生同伴进行专科专病知识的系统和足量补充，特别是非药物治疗方案，使其拥有"能接诊单病种患者"所需的诊疗知识和技能储备。

（4）社区居民防控知识教育：

动员筛查以找到需要进入不同程度干预的居民和指导管理对象谨遵医嘱，以确保居民或患者正确服用药物和自我管理以达到预期疗效，如建立各类俱乐部、线上健康教育平台等。

（5）服务清单：

开发阶段，关注流程中各方的劳动付出，并给予相应的劳务回报，将各方的时间投入转化为有价值的技术环节进行测量和估算，对于必需的、新增的、无收费的服务，暂时不向患者收费，但依托各类项目经费，需向负责执行的医务人员支付一定劳务补贴,以确保项目可推进。后续正式运行阶段,该服务清单则是单病种防治患者所接受的各项医疗服务项目,有明确收费依据,对于仍找不到收费依据的非药物治疗方案,继续采用计工作量的方法从家庭医生签约服务费和公共卫生经费中予以补偿。

(6)临床疗效评价:

需明确在单病种诊疗全过程中应收集的居民/患者数据和具体的数据采集办法,同时,对疗效评价指标的选择,应以患者为中心,全面关注患者生存和生命质量的改善,并加强人文关怀,引导患者关注每一个改善的小细节,进而鼓励患者不断树立对抗病痛的信心,获得更大的进步,这些过程中改善的小细节既是必要的指标,也是科研的素材。

(7)临床数据库:

根据病种、服务范围、服务清单、临床症状改善指标,为患者建立全面的数据库,可以从整个医院信息系统(HIS)中按照单个患者、各类医疗行为、时间轴进行严密且完整地记录,便于今后信息的应用、数据的挖掘和辅助临床决策,并可以随时增加新的指标、条目或信息,而不只是限于专病信息。

此阶段的全专结合体现在,专科专病团队在一开始就需要把家庭医生团队和其签约居民考虑进来,及早准备对应的培训和教育内容,不断提高其对单病种相关知识的了解,从而引起重视、激发需求、引导就诊。

2. 共创期

共创期是一个专科专病医生与全科医生相互了解的过程。专科专病医生能够通过家庭医生了解居民在该病种的需求走向,为科室工作重点提供方向。家庭医生在共创阶段能够对该病种有更深层次的学习与思考、了解专科专病医生在该领域的技术水平保障、明确启动转诊的节点以及花费水平,推进全专结合的落实。具体来讲,将通过五个维度展开共创:

(1)建立平台和组织机制:

通过项目平台,协调管理各方利益,制定管理规定和评价标准,建立实时的数据监测机制,建立一个良好的组织体系,实现各方的协同合作。

(2) 提升医护服务质量:

通过提升医护人员的管理水平和专业技能(相关指南、规范、标准的学习),制定规范的治疗流程和标准的护理服务。

(3) 服务范围的确定:

针对任一单病种,其服务范围是可变和发展的,确定时,应根据机构目前的服务能力来针对性设定,整个服务范围分为社区动员、社区筛查、社区诊断、社区干预(含转诊和院内康复护理)、社区随访,其中,每一个环节又可以进一步设定服务场所,如从中心下沉至站点,从站点下沉至居委,最后一站还可延伸到居民家中。

(4) 需求清单的整理:

根据单病种各类临床指南要求和选择的服务范围,确定需要配置的人员、技能、场地、工具(设备、设施、诊断治疗用品等)、SOP,形成建设需求清单,并在建设期落实各方面要素的到位。

(5) 学习计划的制定与实施:

学习计划的制定和实施需要在政策和标准的基础上,根据后续单病种服务输出的 SOP,制定具体的学习计划:包括培训内容、培训方式、培训时长、培训地点、培训对象、教材等。通过培训和评估,加速团队成员专项能力提升,从而为单病种服务体系的共创提供有力的支撑。并尝试在此过程中,成立学习小组,定期开展目的性学习,保持单病种服务团队的行业竞争力。

此阶段的全专结合体现在,专科专病团队应和家庭医生团队一起商定服务流程,理顺患者入口,并明确需要开发的社区动员工具、社区筛查工具、社区随访工具,以及专病随访的具体分工。无论是家庭医生团队还是专科专病团队,都需要保持服务的连续性和数据的完整性。

3. 建设期

经历调研期与共创期后,科室就进入了正式建设阶段。关注于疾病治疗技术的引进和人才队伍的培养,进行医疗设备、药品和物资等方面的基础建设。同时开展健康教育活动,制定符合该疾病特点的诊疗流程、治疗方案,实现从家庭、社区、门诊、住院、康复到终末关怀的全程式治疗服务。最后,走进社区开展新科室宣传推广活动,为新科室正式营业做好群众基础铺垫。

此阶段的全专结合,包括家庭医生团队单病种防治知识的培训,签约居民单病种防治知识的科普;家庭医生在管人群转诊给专科专病医师开展深入管理的转诊标准,专科专病医师转诊给外部医院专科的转诊标准。

4. 跟踪期

新科室正式营业后,需要进行一段时间跟踪监测,以确保科室运行有效、方向正确。因此,需要建立一套跟踪和监测机制,记录患者健康状况、患者服务体验、内外部协作流程三个维度的数据指标,为评价科室运营状况提供数据支持。

（1）患者健康状况:全面记录患者的健康状况、治疗情况、药物治疗效果、并发症情况等各项生理数据指标,以评价该科室的诊疗效果与水平。

（2）患者服务体验:收集来新科室就诊患者的服务体验数据,如就诊流程清晰度、医患沟通流畅度、治疗过程舒适度、综合体验满意度等,以此作为后续服务改进的参考。

（3）内外部协作流程:协作流程对于评价新科室业务开展同样重要。首先是内部协作流程,基于枫林社区卫生服务中心的业务设计,家庭医生团队是服务患者的一线部门,内部协作流程顺畅代表了服务对象的获取。其次是外部协作流程,该科室是否与外部二三级医院建立了双向转诊合作,转诊机制是否明确顺畅,这决定了该科室能够在多大程度上解决问题,外部协作流程是该科室的技术保障。

此阶段的全专结合,体现在家庭医生主动转诊,转诊类型分为社区新人群的进一步转诊和在管人群达到转诊指征的内部全专转诊。

5. 评价期

新科室业务开展后需定期对运营的效果进行评价。基于跟踪期获取的数据与评价结果,对科室服务输出进行调整。

(1)确定评价指标:针对单病种服务体系建设的目标和实际需求,制定符合实际的评价指标,如服务质量、服务效果、服务满意度、资源利用情况等。

(2)数据收集和分析:根据评价指标,收集相关数据,并对数据进行分析,了解单病种服务体系建设的现状、问题和改进方向。

(3)调查问卷和访谈:通过调查问卷和访谈方式,了解患者、医务人员、管理人员等对单病种服务体系建设的评价和建议。

(4)统计分析:通过统计分析数据和调查问卷的结果,对单病种服务体系建设进行评估和分析,找出问题和改进方向。

(5)报告撰写和汇报:撰写评价报告,对单病种服务体系建设的评价结果进行详细阐述,并提出优化建议。同时,向管理人员、医务人员和患者等各方面进行汇报和宣传,推动单病种服务体系建设的改进和提升。

此阶段的全专结合体现在,两个团队之间不断根据数据反馈的问题,升级服务能力,完善服务体系,并最终通过家庭医生团队和专科专病团队的共同努力,一是提前患者就诊的窗口期,二是减少患者外转,三是改善患者整体健康状态,四是单病种防治成本达到最佳尺度,具备很好的横向竞争力。

(四)主导开发模块

前述三大模块详细介绍了各类业务具体开展的操作细节,而在机构内具体实践时,还有一个隐形的经验需要注意,即背后需要院部牵头和推动,直至把项目推到一个相对清晰和稳健的状态。

枫林过往的实践经验表明,在开展一项新业务时,如果没有一个系统连续、举全院之力推进一个新业务建成的机制,那么新业务落地将困难重重。因此,开发过程中往往需要决策层的主导,统筹协调全院资源,将任务布置到具体科室、具体个人。即主导开发模块,包括两个操作要点,职能决策方向和运营辅导开发。

1. 职能决策

枫林社区卫生服务中心在新业务开发模式上:首先,由中心主任主导分析市场机遇、政策便利、供需关系、上下与资源、组织战略与竞争优势,整合外部资源,协调内部资源,确定新业务的具体方向,确立项目的总负责人,项目负责人原则上不低于机构副主任级别;其次,确定项目开发进度与执行负责人,执行负责人一般是业务部门的科室主任;第三,由相关职能科室监管项目具体执行,并定期向总负责人汇报;最后,各参与团队按部就班完成自身承担的任务。

2. 运营开发

在确立组织架构后,运营部门可推动业务部门对现有特色病种以及需要开发的病种进行评估与流程确定,制定简明的开发实施方案。在服务体系建设过程中:

首先,需要进行市场调研,调查患者和家属对病种服务的具体需求和服务期望,收集机构和医生的综合资源和服务能力,以确定最佳的服务内容和流程。同时,也需要对投资、支出、收益、风险等因素进行预估和风险分析。

其次,在任务执行过程中保障协作顺畅,在团队内部需要确定职责和任务分配,以保证高效的建设进度。在团队外部,需要建立与机构、患者、媒体的联系与合作,以吸引更多的患者并宣传新业务。

最后,机构积极宣传新业务的建设,在组织范围内,需要开展培训和推广活动,将单病种服务体系建设的优势和实际效果向内部人员介绍和推广,建立并维护知识库,以便内部人员了解新病种相关知识。在组织之外,需要进行广泛的宣传,包括医学会议、社区讲座、患者群体等。更重要的是利用媒体进行广告宣传,利用社交媒体进行线上宣传,塑造医院和单病种服务品牌形象。

枫林社区卫生服务中心职能部门运营团队在辅助业务部门开展新业务

时,以以下标准化执行方案为指导:

（1）确定目标,建立关键绩效指标(key performance indicator,KPI)体系,结合岗位要求匹配服务指标。

（2）制定详细的工作流程,定义岗位职责和权限,并实际落实到岗位流程。

（3）建立数据收集、分析和反馈机制,反馈患者需求、市场变化和效果评估等数据,为服务体系优化提供数据支持。

（4）严格监控服务流程和质量,及时发现问题并进行处理,降低事故率和误诊率等风险。

（5）建立职工培训机制,保证职工掌握最新的服务技能和知识,提高服务质量和效率。

（6）建立持续改进机制,定期对服务体系进行评估,及时对服务流程和服务内容进行优化,提升服务质量和用户满意度。

（五）系统迭代模块

任何组织都处在不断发展变化中,对于医疗行业,科研是提升组织竞争力最有效、最直接的方式,因此,迭代升级、医教研形成循环显得更为重要。

目前,枫林社区卫生服务中心医教研工作主要由医务科主导,首先,需要在整个组织的层面上规划基础性科研与教学工作,以满足一般性考核需求和基础性科室建制需求;其次,应建立与业务部门之间的协作和服务关系,引导各个业务科室建立科室内部的医教研小循环(如科室内部的科研工作应该来自于日常工作中所发现的问题),并与科教科保持密切沟通,积极提出需求、寻求资源对接与信息共享,第三,还要在整个医院层面,建立高阶的紧贴业务实际表现的医教研大循环,把业务与科研、科研与教学、教学与业务进行紧密联动和闭环循环,实现可持续增长。第四,把各个科室的小循环与整个机构的大循环接通并充分互动。最终形成一个多学习型健康医疗系统(learning health system，LHS)在基层的自运行模式(即各科室内部是小的医教研自循环体系,中心层面上是一个大的医教研循环模式,小循环包含在大循环中,并与大循环相联系)。

枫林社区卫生服务中心医教研运行方案的基础性部分:

1. 结构部分

(1) 医教研部门:负责中心医教研工作的策划、实施与评估;

(2) 教学科:负责中心医学生、住院医师和进修医师的教学工作;

(3) 科研科:负责中心的科研工作;

(4) 医务科:负责中心医务工作的指导和管理。

2. 过程部分

(1) 医学教育:通过内设于中心的实训评估基地,进一步加强医学教育和培训,提高医务人员的专业技能和素质;

(2) 科研实践:加强与高校和科研机构的合作,推动科研成果的产生和运用;

(3) 继续教育培训班:医务人员需要不断更新知识和技能,以提高诊治水平,提高中心的整体技术实力;

(4) 医学讲座:开展各类医学讲座,邀请知名医生、专家、教授来中心进行理论和实践的讲解,丰富医学生活,提高医务人员的技术和理论水平;

(5) 业务竞赛:积极参加各类医学竞赛,提高中心在医学领域中的地位和声望;

(6) 人才交流:加强人才交流,吸引优秀医学人才来中心就职或交流学习,推动医疗卫生服务水平的提高。

3. 结果部分

(1) 提高中心医疗水平和服务质量,满足居民对医疗卫生服务的需求;

(2) 增加中心在社区中的知名度和影响力,扩大市场占有率;

(3) 推动科研和临床实践的结合,促进中心的教学、科研和医疗水平的提升；

（4）成为地区医学人才培养的重要基地，招揽优秀医学人才。

枫林社区卫生服务中心医教研运行方案的发展性部分：

该部分工作对科教负责人的专业要求较高，包括科研能力、数据洞察能力、统筹协调能力、引导提问能力，对一般机构来说，实施难度较大，目前枫林社区正在起步探索期，大致形成以下思路。

1. 结构部分

（1）建立反映业务核心表现的指标数据集；

（2）定期收集和分析各项业务指标表现；

（3）提出未达标和可改进的地方。

2. 过程部分

（1）与业务部门针对指标表现，开展业务分析讨论会；

（2）发现潜在问题和共性问题；

（3）发现潜在机会和共性获益；

（4）发现改进空间；

（5）制定改进方案；

（6）凝练科研方向；

3. 结果部分

（1）辅助凝练出的科研方向，进一步形成项目计划书；

（2）围绕反映的问题，制定培训计划和培训方案。

第三节　枫林表现-制度规划

完成前述运维设计后，需要在制度规划阶段，把其中的核心内容及其具体实施框架和行动路线，变成制度和条例固化下来，巩固和维系机构的变革与发展。核心内容主要包括医教研三个方面,即医疗运行体系配套制度-自主研发体系配套制度-知识共享体系配套制度。

(一)医疗运行体系配套制度

医疗运行体系的配套制度,用以指导业务开展的三个层面,一是机构不同业务层面运行流程与制度,二是部门之间运行流程与制度,三是单一业务输出运行流程与制度。

1. 机构不同业务层面运行流程与制度

落到具体实践,主要是指前述家庭医生制度和社区医院建设两大块业务到运行层面时,居民或患者所感受到的服务本身以及机构职工感受到的分工协作本身,在相关运行流程和制度的安排下,其应该能够让居民/患者感到清晰和满意,让机构职工感到明确和满意。

居民或患者层面,主要体现在居民或者患者进入到中心、站点后所接受到的服务,包括有人接应、行动路线清晰、相关地点标识明确、有人对健康情况负责、服务内容明确不互相矛盾、环节之间的衔接无断裂、信息在环节之间完整流通、有唯一责任主体对居民/患者接受到的服务负责。

机构职工层面,主要体现为明确地知道自己的服务对象、对服务对象的到来有预期有安排、对服务方案有计划有准备、对协同部门有预见和能快速联络并得到响应、对主诊病人在院内的全部行动路线负责、对服务信息全面记录和存储、能够顺利地对服务对象开展诊后随访。

要达到以上水准并不容易,它需要机构全体员工分工明确、职责清晰、协作紧密,并拥有共同的价值观和相同的服务水准要求。

目前,枫林社区卫生服务中心正在"崇德、精业、融和、创新"的医院精神、"学科建设扎实、人才梯队雄厚、社区特色鲜明、管理精细高效"的办院标准、"打造有特色、有温度的高质量社区卫生服务中心"的办院目标指导下,逐步向这一发展阶段迈进。

2. 部门之间运行流程与制度

落到具体实践,主要指用来约定按照前述业务设计而形成的各业务部门,其相互之间的协作流程和配套实施标准,以确保各个部门按照科学顺序对患者展开相应的医疗健康服务。主要涉及到家庭医生团队-社区专科专病-综合医院专科的三级双向转诊流程,相关部门和科室应共同研制并出具明确的转入/转出标准,来推进机构全专结合服务模式的运行。

目前,枫林社区卫生服务中心在较为成熟的单病种服务方面,如骨质疏松,已基本建立了院内院外的协作流程和转诊标准。其余正在孵化的单病种,则由负责的家庭医生(基于兴趣主动选择)仅对其签约病人开展全流程管理,并通过专家下沉的方式解决院外转诊,这一方式在人力不足时期,可作为过渡手段。但要打造强有力的社区医院专科专病服务体系,必须有专人负责,逐步形成清晰的院内院外三段两环式全专协作模式,以促进机构内的专科专病能力提升,并可以更高质量地与院外专科体系互动,控费的同时,进一步促进本机构专科专病服务能力的提升。

3. 业务输出运行流程与制度

落到具体实践,主要包括家庭医生工作开展的运行流程安排和配套制度支撑,以及社区医院新业务从无到有并向外输出的运行流程和配套制度。

在枫林社区卫生服务中心,整个管理过程由中心医务科总负责,制定相关流程及制度,协调公共卫生科及门诊办公室组织实施。医务科根据社区全生命全周期管理特点,宏观层面制定了《管理流程》《部门岗位职责》《专病医生及全科医生团队职责》《社区人群档案管理制度》及《社区人群档案管理奖惩制度》等,贯穿于管理的全过程,明确奖惩方案,确保管理体系化。

家庭医生层面,围绕家庭医生工作,枫林社区形成了以下流程和配套制度。

(1)社区动员:家庭医生团队负责社区动员工作。具体执行人为家庭医生助理,针对辖区范围内重点场所、重点人员展开各种形式的健康宣教、健康科普、机构医疗服务宣传。以居民知晓率作为考核指标。

(2)社区筛查:家庭医生团队负责疾病的早期筛查。具体执行人为团队中的公共卫生医师,通过筛查进行社区人群的分类,对于高危人群进行引导至社区自主就诊,并于社区门诊预检登记及分诊至社区专病门诊就诊;对于非高危人群进行相应健康指导,消除危险因素。以居民筛查率作为考核指标。

(3)社区诊断:家庭医生团队负责社区诊断工作。具体执行人为家庭医生,服务内容包括居民健康档案建档信息上传至社区临床数据中心、签约居民健康管理、体检报告解读、中医辨证论治等。家庭医生针对患者病情进行相关的检查诊断与评估,决定是否转诊。以签约居民社区首诊率、复诊率作为考核指标。

(4)社区干预:家庭医生团队负责社区干预工作。由家庭医生制定干预方案并指定团队内部干预执行人。根据患者实际情况开展治疗服务、护理服务、心理咨询、康复服务等干预措施。以疾病治愈率、患者康复率作为考核指标。

(5)社区随访:家庭医生团队负责社区随访工作。由家庭医生指定随访执行人,针对高危人群、非高危人群以及康复期内的患者进行健康教育及指导,及时更新健康临床数据中心数据,给予更全面的健康指导及全生命周期的管理。以随访覆盖率与频率作为考核指标。

社区医院层面,对于单一业务的发展来说,其通常经历三个发展阶段:在逻辑层面上,围绕某一特定病种/人群建立流程;在体验层面上,使用标准病人对社区医院进行闭环管理,提升服务质量;在门诊相关展示功能的设计外化层面,提升医院配套标识设置。在以上三个阶段中,都涉及到要素[场所、工具技能、标准作业程序(SOP)、服务内容与服务收费]、程序(落实与发展病种建设)与结构上的设计。围绕新业务建设工作,枫林社区形成了以下流程和配套制度。

（1）建立制度：围绕中心特色专科的建设，由医务科总负责，明确各科室之间的岗位职责，建立特定的全周期管理流程，并积极开展培训，让医生熟练掌握相关流程及服务内容。

（2）标准化管理：积极依托特色专科的标准化管理方案，相关执行科室负责对社区医院标准化病人进行闭环管理，提升服务质量。

（3）突出功能展示：门诊办公室根据标准化流程需求，在中心办公室的协助下完成需求的功能展示标识，提升社区的功能标识，提高社区的服务质量。

（二）自主研发体系配套制度

自主研发体系配套制度，用以指导科研工作开展的五个层面，包括：人员能级库存盘点、科研与业务双向打通、价值科研方向确定、人员精准培训与项目进度管理、参与型项目制度建设。

1. 人员能级储备盘点

枫林社区卫生服务中心对相关人员能级进行盘点，依据其作业单元，中心的人才结构涵盖医师、药师、护士、临床技师及非卫生技术人员五个模块，各模块人才主要集中在中间层次。人才培养的整体流程方案如下：

（1）高级人才：该类人才具备很强的业务水平及丰富的临床经验，同时有较强的科研能力，结合中心学科发展，积极向学科带头人方向培养，向上申请区级及以上人才培养及科研项目；

（2）中级人才：该类人才具备较强的业务水平及较为丰富的临床经验，同时有一定的科研能力，结合中心学科发展，积极向高级人才储备方向培养，加强院外协会等课题申报及区级青年人才的培养；

（3）初级人才：该类人才具备基本的业务水平，但缺乏临床经验及科研能力，结合中心学科发展，积极加强临床业务能力及经验储备，加强科研基础学习等能力的培养,积极申请院级课题等科研项目。

通过人才的分层培养,形成中心人才系统化的培养方案,加速中心科研能力的可持续性发展。

2. 科研与业务双向打通

枫林社区卫生服务中心的科研管理工作开展较早,至今已形成了一套体系化的管理方案。但在不断加强科研和临床的双向赋能、互相促进上,还有很大的提升空间,主要问题在于,科研方向的提出与机构发展问题结合不够紧密,科研项目的成果没有进一步转化成机构的临床方案或者临床技术。但随着各类学科建设型项目的支撑,临床和科研的互动变得紧密。

过往,科研方面,中心主要通过科研项目和人才培养两个抓手,一方面组织职工根据个人发展阶段,积极申报各级各类科研课题,另一方面积极参加市区级人才培养,提升个人临床诊疗能力的同时,加速职工从临床向科研转化。业务方面,中心擅长通过趋势洞察、先行先试,把握发展先机,积极开展特色专科(专病)建设,并形成科研上的领先和创新优势,在打造中心品牌特色的同时,顺利获得各级各类科研项目的立项资助,加速机构的深入探索和科学发展。

目前,随着学科梯队的逐步壮大,加之区级学科建设项目的资助,中心自然而然进入学科建设阶段,即临床和科研的良性互动阶段,通过加大投入、加快发展,推动学科团队从临床实践中发现科学问题、提出研究假设,或者基于更高的发展目标,提出全新的问题解决思路和方案。至此,科研和业务发展的良性互动初步形成,但至于科研成果能否反哺临床、促进临床,后续还需要在科研质量和产出上狠下功夫。

此外,实际上,哪怕在科研起步阶段,科研管理者也依然能够建立从临床业务表现中提取科研方向的方法体系和实施框架,一方面直接进入科研业务紧密互动的高速发展阶段,另一方面尽早建立起科研规范保护屏障,以防止为科研而科研,只做表面项目,不解决机构实际发展问题。

3. 价值科研方向确定

打通业务和科研后的下一步,便是结合社区现状,制定规范化的流程,源源不断产生有价值的科研方向。

具体流程上,以下方法可供参考:掌握客观数据:主要是根据国家政策、居民及社区三方的总体需求,形成待解决的问题全集和三方交集,构成社区健康需求/主要病种清单;排摸主观数据:提供社区健康需求/主要病种清单,征询机构职工对各项需求提供服务的个人兴趣和能力,同时结合中心的战略发展方向,汇总机构职工选择的方向和理由;形成管理决策:管理层根据社区的定位及发展方向需求,聚焦急需解决的问题,确定社区重点健康需求/病种方向;积极执行决策:根据决策结果,科研管理团队推动中心一线业务人员积极开展临床诊疗,并同时开展课题研究,在实践中,科研管理团队需建立项目管理制度,推动各课题负责人积极申报、按时执行、产出成果、形成方案,并积极推进成果在机构的实施应用。

除以上方法外,随着社区全面部署信息化,未来还可以通过全口径数字化方式对机构在开展的业务进行全方位监测和测算,从结果中发现问题、机遇和研究方向。

4. 人员精准培训与项目管理

在解决科研方向的问题后,人员精准培训与项目管理是科研管理工作的基石。枫林社区卫生服务中心领导及科研管理团队鼓励中心人员参与"一专多能"能力培养专项,在明确科室发展方向及中心优势单病种发展要求基础上,精准了解人员基本情况及个人能力,同时开展有意向职工的摸底评估,得出职工评估报告;根据报告进行分组,采用一对一辅导及集中培训的方式,并结合第三方科研思维、科研方法培训,积极开展以培养科研能手、学科带头人等高、精、尖人才为目标的培养模式;项目管理方面,除了把握项目进度和预期产出,主要管理工作均以培训方式开展,针对员工科研过程中出现的各种问题,整合外部专家和专业团队,帮助员工落实科研执行、产出科研成果、达到项目验收要求。

5. 参与型项目制度建设

社区由于长周期服务固定居民,是各种研究长程数据收集的最佳合作伙伴,因此常常收到各类科研项目的合作邀请。但社区需要用好这一机会,具体可以在收到合作意向邀请后,委托专业第三方制定专业的科研项目合作协议,来明确双方的责权利,特别是数据的所有权、使用权、数据采集的劳务补偿、数据库的使用、未来成果的共享等方面,有理有据,形成平等互利的合作机制。确定好外部合作后,社区对内也需建立项目管理制度,积极开展数据采集相关培训,让参与人员熟练掌握数据采集操作。同时科研管理团队应从大项目中洞察社区可开展的研究,并负责采集过程的跟踪,确保数据质量,以及对采集到的数据存储和应用制定相应对策,使机构成员也可以围绕所得数据,开展相关研究。

总而言之,要在外部合作中,培养和成就自身团队,达成互利双赢和协同增效的合作局面。

(三) 知识共享体系配套制度

知识共享体系配套制度,用以指导教学工作开展的两个层面,包括:强化通识培训、搭建内容精准与分享快速的知识共享体系。

1. 强化通识培训

枫林社区卫生服务中心是全科实训基地,拥有完善的教学管理体系。通识培训方面,常规的通识培训,包括:

(1) 教学培训主要依托中心的实训基地,医务科制定培训计划,采用标准化的培训体系,完成每月一次的业务培训。定期进行考核,形成标准化的培训体系,促进可持续的教学输入输出。

(2) 科研培训主要依托中心"先枫科研训练营",由科研团队负责,开展科研基础学习,培训内容涉及如何科研选题、如何撰写科研申报书等方面,同

时结合案例分析开展实战训练,评定形式为科研项目申报(以院级课题申报
为基准)及论文产出。

(3)政策法规培训主要依托"先枫医疗营"及实训基地,由医务科负责,
开展医疗教学活动,内容涉及业务能力及相关政策等,考核形式为实操加理
论考核,以量化指标来测评,使学员在有限时间达到最好培训效果。

(4)业务能力培训主要由中心医务科牵头、各业务科室申请,结合中心
学科发展及临床人员的需求,征询专家建议及人员需求申请,制定教学计划,
逐步形成系列培训,在反复的实践中形成规范的培训方案。

(5)自主培训主要由各科室根据科室发展需求,积极申报科室培训需
求。中心领导结合中心学科发展的需求,决策中心培训要求,由医务科进行
整合,制定培训计划。采用培训小结及科研产出等指标评价培训效果。

但以上常态化的医教研培训,已不能满足社区高质量发展的需求和要
求,未来亟需强化社区卫生服务内涵培训、社区卫生机构运营特点培训、社区
卫生学科建设特点和科学研究特点培训、社区卫生教学体系特点培训、机构
管理运营培训、学科建设培训、品牌宣传培训。目前,机构职工在以上内容认
知和技能上的缺乏,已成为掣肘机构发展的重要原因,应逐步通过各种方式,
获取培训资源,将前述内容纳入机构职工全员通识培训范畴,以加速加深对
社区卫生内涵的理解,提升对机构建设和学科发展的驾驭能力与主动发展
能力。

2.搭建内容精准与分享快速的知识共享体系

在日常培训的基础上,进一步强调内容精准和分享快速,是旨在把学习
本身变成一种生产力,而不是一种例行常规。通过搭建知识共享体系,使职
工知识分享的发起变成更加及时和迅速,同时加速知识在组织内的传播和应
用,让知识成为一种生产力,随时、快速地应用到一线实践中,提高效率,提升
质量。具体操作上,枫林社区做了一定的尝试:

(1)中心领导根据中心的学科发展要求及人员需求,征询专家意见,决

策出培训方向,并由医务科及科研团队组织管理,制定标准化的培训计划。

(2) 培训计划向上外输人员参加各级各类学术交流培训班;向下聘请专家开展院内相应培训及经验交流会,并进行近期及远期的效果评价。

(3) 培训过程利用"先枫汇"及微信群,形成内容精准与分享快速的知识共享体系。

目前,亟需加强对组织知识共享体系的建设,随着各种知识管理和项目管理工具的盛行,当前知识共享体系建设,平台和选项很多,成本可控,既可以使用钉钉、微信、飞书等办公软件的知识共享功能,也可以购买专业的企业学院平台。工具配备后,关键在于对知识共享的高效发起和后续知识的转化应用。

总而言之,在当下知识爆炸的年代,搭建内容精准与分享快速的知识共享体系,是对传统教学模式不可替代的补充。

第六章　实践分享

第一节　特色服务品牌建设

在功能定位方面,枫林社区卫生服务中心以特色服务品牌建设为抓手,围绕"先枫汇"党建品牌,先后创建了多个细分品牌,形成了独具特色的服务品牌矩阵。

"先枫汇"志愿服务队为居民提供组团式联合义诊和上门专病服务,涵盖家医签约服务咨询、全科诊疗、康复知识与技能宣教、中医咨询、专科护理服务、用药咨询与指导、预防接种知识宣教等志愿服务,提高居民"健康指数"和"幸福指数"。

(一)契机缘由与建设过程

枫林社区特色服务品牌建设的萌芽,最早可追溯至 2011 年至 2012 年。当时枫林社区卫生服务中心率先于社区开展安宁疗护试点,尤其是建立了全市唯一一家设有中医病区、中医病房相关的安宁疗护站点。该项建设当时即便是放眼全上海,也非常有特色。在中医服务品牌搭建方面,枫林此时就创建出"和枫苑",主要负责开展一些"暖枫"相关的安宁疗护工作。但这只是萌芽阶段,当时枫林社区还没有系统建设特色服务品牌矩阵的构想。

枫林特色服务品牌正式起源于枫林社区的"一体两翼"。一体是指枫林社区卫生服务中心。枫林于 2016 年先后创建成为上海市优秀社区卫生服务中心、全国百强社区卫生中心，2022 年又成为上海市首批公立医疗机构高质量发展的试点单位。两翼是指枫林的两大学科，分别是中医学科和康复学科。这两个学科先后成为徐汇区的特色专科和高原学科。基于此，枫林在 2018 年至 2020 年间康复科拿到高原学科的基础上，于 2021 年成功创建为上海市首批示范康复中心。在康复学科建设方面，首先创建了一个业务品牌——"骨质疏松全程全位路径管理"，获上海市卫生健康委员会 2021 年上海市社区卫生特色服务项目。在示范康复中心的建设当中，枫林融入了很多特色服务和人文理念。特别是，创建首批示范康复中心时，枫林社区给全市专家和领导留下印象最深的就是枫林的"空中花园"：枫林将中心住院部三层外部空间改造为户外康复运动广场，包含康复步道、步行测评区和康复心愿交流区等，让康复对象能够在蓝天、白云和阳光下愉悦康复。康复广场当时也被号称为网红打卡地，其中融入的很多康复人文服务理念也为大家所称道。新华社对康复广场《破译"健康密码"，上海这个区里妙招多》的一篇报道浏览量更是达到了 100.2 万人次。

2020 年开始进入历时三年的抗疫工作期。枫林社区卫生服务中心

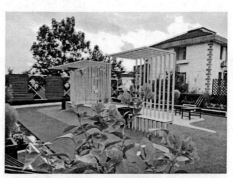

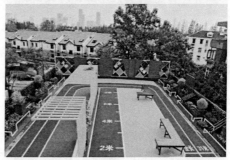

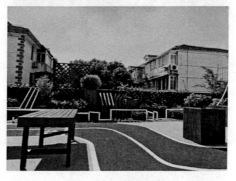

图 2 空中花园——康复病区三楼康复训练广场（面积 170 平方米）

在疫情防控工作中充分发挥了枫林党支部战斗堡垒的作用、党员干部的先锋模范作用。2020年时,枫林社区卫生服务中心荣获上海市抗疫先进单位。在徐汇区层面,枫林社区卫生服务中心党支部也荣获徐汇区抗疫先进基层党支部。

枫林"先枫汇"党建品牌便是从2021年5月份开始逐步创建的。当时"先枫汇"创建的起因是值2021年迎接建党百年,上级对枫林社区提出开展疫苗接种服务的要求。因此,枫林社区于当年5月份开始疫苗接种攻坚战,6月份开始疫苗接种冲刺战。当时,党支部一班人也在思考,如何在疫苗接种工作中充分发挥枫林的党建品牌凝聚作用。正是在这一背景下,枫林社区卫生服务中心顺势成立了以党员和骨干为主体的"先枫突击队",在新冠疫苗接种工作中,和其他的抗疫工作,如隔离点工作中,发挥了党支部的战斗堡垒、凝聚力和战斗力。

"先枫汇"党建品牌的建设初衷源于"先枫突击队"。枫林团队当时在起名时大量征集名称,然后把先锋的"锋"改成枫林的"枫"。之所以选择这个名称,是因为"先锋"("先枫")意味着枫林的各项工作,都要创先争优。

后续,枫林团队又进一步把"先枫汇"这一党建品牌凝练、提炼和总结。例如,抗疫的时候,枫林通过道德讲堂,讲解枫林抗疫故事、弘扬枫林社区抗疫正能量,因此,就创办出"先枫故事汇"。中心在2021年连续三届荣获上海市十佳家庭医生、先进品牌、先进人物奖项,中心就通过创建"先枫人物汇"平台进行宣传。至今,中心走廊上仍然有"先枫人物汇"平台的内容展示。此外,中心在2021年起一直强调要为民办实事、为群众办实事,开展主题教育,在这个基础上,枫林又继续创办了"先枫实事汇"平台。

枫林社区卫生服务中心紧紧围绕政策及上级部门的要求开展特色品牌的建设,不断丰富"先枫汇"的内涵。"先枫突击队"当时也是强调在抗疫关键时刻,枫林要让党旗在一线高高的飘扬而建立。基于此,枫林才逐步形成"先枫人物汇""先枫实事汇""先枫故事汇"等"先枫汇"党建品牌。2021年初,还是"先枫汇"党建品牌的雏形阶段,但经过支部一班人不懈的努力和培育,在2021年底,枫林"先枫汇"党建品牌已逐渐成形并被全国高质量发展论坛评选为典型案例。到2022年,枫林党支部又进一步深化枫林党建品牌,逐步将党建品牌从最早的"先枫突击队"起源,一步步深化、总结和提炼,陪伴机构职工挺过了上海抗疫保卫战。

如今,枫林更需要将品牌不断做深做厚,成为机构凝心聚力的一面旗帜,在获得高质量发展试点社区机会后,中心与时俱进,又创办了"先枫议事厅",再次将原有的"先枫汇"进一步延伸和扩展,并不断赋予新的内涵。为了实现机构高质量发展的目标,也来源于枫林领导班子对自己工作的不断加压,和枫林职工自下而上的创先争优精神,"先枫议事厅"就是要开动枫林职工的头脑风暴、凝结集体力量,为机构的高质量发展建言献策。

2023年,结合"为民办实事",枫林又进一步把党建品牌结合"先枫汇"志愿服务品牌,进行理念建构,衍生系列活动,如"先枫社区行""先枫校园行""先枫园区行",构成"先枫汇"品牌的新内涵。

截止到2023年8月,枫林已形成"先枫汇"党建品牌的系列矩阵。

"先枫社区行"案例分享

83岁的王阿婆由于脑梗中风后遗症左上肢瘫痪近5个月,出院后由家人照顾。由于年纪较大,老公房上下楼梯不便,一直苦于无法到医院进行正规的康复训练。某个周三,"先枫社区行"来到了王阿婆的小区,王阿婆咨询后得知中心可以提供上门康复服务,随即便联系了社区卫生服务站。护士对王阿婆的身体状况做了仔细评估后,与康复治疗师一起上门为其做康复训练。康复治疗师就王阿婆目前的病情和诉求,为其制定了一套有针对性的康复治疗方案。康复训练要求循序渐进,从肩关节的前屈,后伸肘关节的屈和伸开始,范围由小到大,逐步增加难度。王阿婆手部肿胀特别明显,治疗师教会她主动地"好手帮坏手",平时多做做手指各关节的屈伸和按摩,能有效地缓解关节的肿胀和疼痛。与此同时,社区护士就康复的居家护理对王阿婆和家属进行了宣教和指导,让他们学会了一些简单的居家康复护理技巧。此外,还对他们进行了心理督导,让王阿婆能够愉快地、充满信心地进行康复锻炼。

(二) 取得成效

截至 2023 年 5 月份,枫林社区卫生服务中心已开展 17 次"先枫社区行",1 次"先枫校园行"志愿服务,参与志愿人员 178 人次,服务辖区居民和学校师生共计 610 人。社会反响热烈,事件曾多次被新闻媒体报道,赢得了大家的一致好评。例如,枫林志愿服务队每周三开展"先枫社区行"志愿活动,为枫林街道 32 个居委、97 个小区进行社区联合义诊和上门专病服务。截至 2023 年 8 月,"先枫社区行"在运行半年以来,无论是居民的获得感、体验度和幸福感,还是枫林医务人员的获得感、体验感,都取得了双赢。

其实,枫林党支部最初在设计"先枫社区行"项目时,很多科室并不理解项目开展的初衷,没有意识到居民对枫林社区卫生服务中心开设业务的了解程度不足。"先枫社区行"现在开展时并非像布置任务一样强制医生参加,而是每次在党支部把项目发布出来之后,由医生和护士主动报名。通过"先枫社区行"不断进行,居民与机构医护人员的互动越来越多、关系越来越亲密,最终反映在家庭医生签约时居民的信任度提高,机构在居民中的影响力不断扩大。项目发展至今,医务人员对"先枫社区行"的积极程度大幅提升,常有人发出提问:"什么时候能轮到我们团队到居民区进行'先枫社区行'?"最让中心党支部书记欣慰的是,最近一两个月以来,辖区内的三级医院主动跟枫林联系,要加入枫林的"先枫社区行"。

此外,枫林在党建共建宛南片区的居民区和企业单位时,除了"先枫社区行",还有"园区行""校园行"等等。在开展志愿服务的时候,枫林也同步推进全人群的签约服务。更重要的是,即便在枫林社区行志愿服务没有任何绩效激励的情况下,枫林医务人员也并不觉得这是负担,而是乐在其中。

枫林社区用一种巧妙的方式,推动了自身在健康行业中的定位强化和影响力扩大,并顺势促进了机构上下对后续业务设计的思考与设想。

(三) 干货经验

在特色服务品牌建设时,枫林社区卫生服务中心一大优势在于,中心党建和中心业务工作是深度融合、同频共振的。中心领导班子通过凝聚在一起,可以围绕中心、服务中心,共建党建服务中心。2019 年开始,公立医院实施了党委领导下的院长负责制后,强调了党对中心工作把方向、做决策的作用。从枫林党建的角度,直至现在,枫林中心党支部还是在围绕一个重心来开展具体工作的,那就是发展机构、服务居民。

枫林党建品牌的建设,始终围绕枫林社区高质量发展目标进行思考、设计和搭建,并时刻融入枫林社区要推进的业务特色和重点工作。同时,枫林党支部一直强调"枫林是一个枫林"。各项工作无论是家庭医生签约,还是中心医疗业务发展,都要求枫林整个团队要有集体意识,要心往一处想,劲往一处使。

2023 年,枫林党建工作从实践升华到研究,申请了相关的党建课题。围绕家庭医生签约服务的效能,枫林在党建引领方面,思考如何为枫林社区的高质量发展和枫林家庭医生签约工作助力。

枫林也结合区域化党建,也即结合辖区内固定街道的 200 多个区域化党建单位,开展相应的品牌建设活动。近期以来,枫林社区和枫林街道皖南片区党建共建,和辖区的学校、企事业单位党建共建,同时,通过党建共建,与志愿服务相结合。既加深党建联谊联席,更是顺势完成志愿服务,用社会网络结构模型来解释,党建共建工作快速发展了社区的关系网络节点,志愿服务加深了节点之间的互动,这些都为后续枫林社区相关信息的上传下达和快速扩散打下了良好的社会传播网络基础。比如"先枫社区行",枫林团队在一年内走遍辖区的 32 个居民区。除了提升医务人员的相关能力外,也让医务人员走出去了解居民的需求,了解枫林社区还能够为居民做些什么。

近期,枫林社区基于"先枫社区行"收获的居民健康需求信息,总结了相应的业务短板,又进一步开展若干"先枫系列训练"。"先枫系列训练"包括医疗、科普、护理训练营,在训练营,把枫林医务人员送出去培训。通过训练营的培训,枫林医务人员不但提升了能力,也显著提高了各方面的自信和积极性。

但以上成绩并非一帆风顺。在特色服务品牌创建和推动的过程当中,开始肯定也会面临阻力。最后之所以能够化阻力为动力,是因为枫林党支部最早在特色服务品牌建设时,就很好地激发了科室和医务人员的积极性和内生动力。这一方面是靠枫林的活动和项目,另一方面最重要的就是目标是双赢。也即,要能够使医务人员认识到参与这些工作对他自身能够获得什么。医务人员在参与枫林党支部的"先枫汇"党建品牌,包括"先枫实事汇""先枫社区行"等活动过程中,一方面走出去跟患者沟通,居民对其信任度提升了,自身自信和沟通能力提升了。另一方面,由于枫林居民基数比较大,在开展了若干次"先枫社区行"活动后,很多医务人员向中心党支部书记反馈,通过社区行,很多居民主动找他们签约,并且无论医务人员教育什么,居民都很信任和依从。这种正向循环的反复加强,使得医务人员的积极性也越来越高。

但一开始在设计"先枫社区行"项目时,如果没有把潜在问题考虑好,后面阻力就会很大。例如,枫林 3 月份刚开始推"先枫社区行"时,有些科室报名积极性很低,部分科室成员认为上级没有这方面的考核,志愿服务只需要一年达到几次就好。但到后面,一旦团队尝到甜头、进入角色,这一局面被逐渐扭转了,每次活动相关科室都会积极参与。因为每次出行都带来大量的居民粉丝,主动签约、就诊人数越来越多,医务人员对参与志愿活动的兴趣也就越来越浓厚。

以上方法在各个社区都可通用,同时,也可结合各中心自身实际,个性化设计,如枫林社区本身平台基础扎实,人员基础厚实,能够走出去、收回来,因此,在设计特色品牌活动时,走出去、展示出来是最重要的构想、创建和推进重点。总体而言,党建工作作为一个很好的业务抓手,首先能发挥引领作用,其次又起到凝聚作用,凝聚好枫林这支队伍,第三,基于凝聚形成共同目标后,又引导职工共同瞄准机构高质量发展的新航标,勠力同心,为机构发展献计献力。也就是说,社区中心党支部在科学的规划下、智慧的引导下,能充分发挥党支部引领、凝聚和发展的三重作用,为机构发展注入一针强心剂、催化剂、加速剂。

(四) 心得体会

关于特色服务品牌建设的意义,一方面是在特色品牌顶层设计和推进的过程中,尤其是"先枫社区行",居民对枫林社区的业务工作和对枫林医务人员的认可度、知晓度和信任度提升了;另一方面就是枫林社区的社会影响力显著提升了。

由于枫林"先枫社区行"并不是一个人下社区,而是组合式的志愿服务。比如不是只派一个中医或家庭医生下社区,而是形成整个队伍集体行动的组团式志愿服务。例如,药剂科在对居民开展用药咨询的同时,枫林家庭医生也会同步参与其社区行。目前,机构正在建设护理中心,因此护理部也一直参与每一次的"先枫社区行"项目,把中心的特色专科护理项目带到社区。此外,枫林已建成示范康复中心,拥有雄厚的医疗资源,包括康复治疗师、康复医生,为扩大知晓度,康复团队加入"先枫社区行"项目,深入到居民区和企事业单位进行志愿服务。基本上每次都以 8 至 10 人的规模组团式队伍,逐步形成枫林的康复志愿力量。同时,针对居民外出到院有困难者,中心还会提供上门服务。

总的来说,无论是品牌建设还是其他方面,枫林党支部或其他班子成员,首先,都十分重视顶层设计,讲求先谋而后动,先制定方案,再指导具体行动。

其次,在推动和具体实施层面,始终强调将中心全体医务人员的积极性和主动性充分发挥出来。这正是枫林党建和业务工作能够深入融合、共同推进的成效体现。第三,始终以业务目标的达成作为党建工作的最终目标,包括提升家庭医生签约率、提升枫林服务数量和服务质量,实现枫林总体业务质量和业务运行各项数据的高质量发展。

未来,枫林的特色服务品牌"先枫汇"系列矩阵,将不断丰富服务内容,陆续推出 2.0 版本,继续开展"先枫园区行""先枫英模行""先枫人才行"系列志愿服务,持续举办送健康、送服务志愿活动,把优质的医疗服务延伸至社区的同时,也送进辖区内功能社区,为社区居民、辖区单位切实办实事、做好事,用爱心延续志愿,让温暖洒满社区,全面提高辖区居民的健康意识和健康水平。

第二节　三大中心建设

在业务设计方面,枫林社区卫生服务中心的三大中心建设理念与实际落实情况在同行机构中处于相对领先水平。以下介绍枫林三大中心的建设。

(一) 契机缘由

关于枫林三大中心建设的契机缘由,可以说是内外部因素共同作用的结果。外部因素方面,党的二十大以后,政府层面首先提出三大中心建设的设想,三大中心建设也是社区卫生机构高质量发展的内涵要求之一。另外一个外部因素是社区居民的需求,社区居民对于康复和中医的需求一直较大,而对护理服务的需求,实际一直存在,但护理服务在社区居民中的知晓度不够,很多患者不知道社区有延伸护理到家庭的服务。内部因素方面,枫林社区由于地处市中心,周围三甲医院林立,数量多且类型全,如中山医院、上海市第六人民医院、肿瘤医院、龙华医院等,中西均有,综合专科兼具,在基层首诊非强制情况下,社区要想吸引居民,只能把错位竞争作为首要原则,并切实从社区居民需求出发,第三在服务供给上尽可能放大社区的地理优势,其不只是离家近,还能上门服务,在此背景下,建设三大中心,首先符合社区定位并彰显社区特色,其次符合居民需求又能体现枫林独有内涵。

因此,三大中心建设缘由可归结为:一是时代与政策提出的发展要求,二是居民的健康服务需求,三是社区卫生机构自身求生存和发展的内在需求。

自此,三大中心建设成为枫林社区新时期发展的重要业务抓手。例如,枫林社区康复中心就是借助两年前市级层面建设社区示范康复中心的契机,在 2021 年 8 月首批建成上海市第一批社区示范康复中心。

(二)建设过程

枫林社区卫生服务中心是按照康复中心、护理中心、健康管理中心的先后顺序进行三大中心建设的。

示范康复中心于 2021 年建设启动,2021 年 8 月份创建成功。

示范护理中心于 2022 年年底前纳入议事日程,开始准备和筹划阶段;2023 年年初开始紧锣密鼓的建设阶段。

健康管理中心虽然是被放在示范康复中心和护理中心之后的第三大创建中心,但却是最能体现社区内涵和学科优势的建设方向,目前正处于策划阶段。此外,于 2018 年运行的智慧健康驿站、2023 年运行的慢病健康管理支持中心,初步展示了健康管理的雏形。新的社区健康管理中心建设时期,枫林社区将在全新的、逾千平的新场地部署和谋划社区健康管理内涵。

(三)取得成效

社区康复中心自创建成功以来,根据对 2022 和 2023 年的业务工作量统计,除去疫情封控的几个月,康复科平均业务量由 2022 年的 65 万/月增加到现在(2023 年 8 月)的 100 万/月,相当于增长超过 50%。也就是说,自康复中心创建成功以来,患者流量、门诊人次数、服务量等均呈显著持续提升状态。并且随着新业务和新工作的陆续开展,康复中心职工在技能提升、新服务提供上得到长足发展,职业荣誉感和成就感也进一步得到提升。

可以说,枫林社区康复中心建设的成效主要体现在两个方面。一方面业务量大幅增加,另一方面医务人员执业信心和职业成就感全面提升。这为枫林社区卫生服务中心的品牌创建与持续在机构同行中保持高水平、高质量的发展态势奠定了良好基础,也为后续护理中心和健康管理中心的创建起到了良好的示范效应。

(四) 干货经验

枫林社区卫生服务中心之所以能够更快速和积极响应政策并落实,主要是基于三大法宝。第一大法宝是,枫林把三大中心的基础服务开展、学科创建和人才培养紧密结合在一起,因此,更容易形成学科科研服务工作、工作促进学科科研的格局。第二大法宝是,枫林通过医务人员绩效的优化和调整,能够调动起更多医务人员的积极性,因此能够更快地响应政策的落地。第三大法宝是,枫林注重科普宣传,能够让居民更快、更广地知晓相关业务,提升居民的知晓度,加快居民的就医反应。这背后,与枫林社区党建工作的全面促进密不可分,通过党建引领、联合党建,枫林社区卫生服务中心广泛联动了枫林街道党工委、街道片区党支部,全面的宣传网络覆盖,大幅提升了枫林社区三大中心的传播力和影响力。

但在三大中心的建设过程中,也曾遇到过一些压力、阻力和瓶颈,包括政策方面的因素、服务面积受限的因素、人力资源限制的因素等。例如,枫林社区的岗位编制数是额定的,导致医护比基本处于 1∶1.1 到 1∶1.3 之间,距离上海市高质量社区卫生服务中心建设试点单位要求的 1∶1.5 的目标存在一定差距;又如,社区诊疗项目的限定使得言语康复等业务不能在社区收费,但不收费,就难以体现医务人员的劳动价值,积极性就难以保障;再如,信息化制约因素,互联互通仍在推进过程中,落实时间难以预知。此外还包括,家庭医生签约服务费补偿的不足和按人头支付政策的迟迟不到位;基层首诊仍然要靠居民自觉。

尽管存在上述限制因素,枫林社区卫生服务中心仍然拿出对策来减少这些限制带来的不利影响。第一,通过资源整合解决人手不足问题。例如,在为社区居民服务的过程中,康复医师名额有限、人力短缺,整个枫林社区只有2名康复医师,8名康复治疗师。医师方面,通过全科医师脱产进修获取康复证书,开具康复处方;治疗师方面,通过派护士学康复,学特色技术,学一专多能,补充人力的不足,并形成颇具特色的"护理＋中西结合康复"服务模式。此外,枫林社区卫生服务中心还通过与第三方专业机构合作,以及利用医联体平台、全专结合门诊等,解决内部人手不足、能力不精问题。第二,通过多方募集,解决资金、场地不足问题,例如枫林社区领导针对场地不足问题,主动向街道争取场地,向街道申请资金,以及向街道民政系统和其他系统申请各种社会资源等。

(五) 心得体会

从枫林党支部的角度,三大中心建设可以促进人才的培育和培养。例如在三大中心建设中,枫林获得了很多全市、全国的技能比赛荣誉。从这一角度,三大中心建设对于人才培养和在全市乃至全国的交流和展示,争取了更多的平台和机会,提升了枫林整个中心的知名度和享誉度,也为枫林社区的管理者拓宽了思路、提升了管理水平。枫林社区领导班子在创建三大中心的过程中,也在不断的提升思路,提升治理理念,提升管理水平。

枫林三大中心目前尚未达到成熟发展期,因此枫林目前也有比较完备的未来建设规划。

首先,康复服务建设规划方面,未来枫林社区会针对不同人群,对康复病种进一步扩大,如盆底肌康复、中年妇女尿失禁、产后孕妇盆腔慢性疾病,以及肠炎、便秘、前列腺肥大等的康复治疗。这也是枫林在2023下半年重点打造和扩充的康复服务内容。在示范康复中心的基础上,枫林社区在近一两年内还会不断扩充和发展如儿童脊柱侧弯筛查等面向青少年的康复服务,以满足不同层次、不同类别人群的需要。此外,中心在做大康复规模的同时,将同步扩大康复病房收治患者的康复病种。

其次,康复服务地理位置延伸方面,将进一步扩大康复团队到站点和到家庭的康复服务模式。目前,由于人手不足,仅有2个社区卫生服务站开展了康复服务,由中心康复团队每周3次定期下站点开展康复工作,未来要保证4个站点全部开展康复服务,一方面如前所述,可大力发展护理团队,另一方面可通过中心站点远程医疗的方式解决康复处方开具问题。同时,站点的基础建设也需同步加强,除天龙卫生站创市中医药示范站点面积有所增加适合部分康复项目开展之外,其余站点开展康复空间十分受限,限制了康复服务在卫生站的全覆盖。此外,入户康复服务,未来可通过可穿戴设备的应用,实现康复和护理的结合,通过培养一专多能护士,让护士更多参与入门康复工作,比如上门进行一些简单评估(如肺功能的评估)、物理治疗(如低频治疗)、心肺功能测定、关节活动度的测量和呼吸训练操、居家运动处方的制定、运动监测和指导等等健康教育。通过一专多能护士的串联,将示范护理中心与示范康复中心进行紧密联动,从而实现从中心、到站点、到家庭的链式、全程、全方位康复延伸服务。

护理中心建设方面,枫林社区已陆续开设专科专病护理门诊,如PICC门诊、伤口护理门诊、糖尿病护理专病门诊、高血压医护联合门诊以及睡眠护理特色门诊,既有显著的护理特色,也将来健康管理中心的建设打下技术基础。

健康管理中心方面,枫林计划打造示范健康管理中心,建设更加专业化、一体化、完整性的健康管理中心。也即,枫林健康管理中心不是原来简单的智慧健康驿站或者慢病支持中心的改造和升级,而是建设有体系、有内容、有发展空间、可完整运行的健康管理中心体系。要实现这一目标,既需要基本的硬件条件支持,还需要足够的创新创造能力赋予社区健康管理中心实质性内涵。目前中心已在政府部门和街道的支持下争取到一千多平方米面积的业务用房,准备打造一体化并独立于慢病支持中心的健康管理中心。

总体而言,目前,枫林的三大中心建设尚处于起步期,面向未来,三大中心建设有很大的想象空间和发展空间,并且显而易见的是,三大中心并非各行其是,而是你中有我、我中有你,通过有机串联,实现跨界融合和创新发展。而三大中心的新型业务设计,也确实给社区的发展注入了新的活力,带来了不同类型医疗机构齐头并进、共享高质量发展的积极信号,如社区卫生中心中的"中心",实际上某种程度可对标三甲医院中的头部科室,其通常是专科发展优势十分明显,已经从规模效应和学科龙头效应上成为医院王牌特色的头部科室,如上海市第六人民医院骨科。可见,社区卫生机构中的三大中心将是基层医疗卫生机构彰显优势、凸显特色的头部学科和科室。

以康复中心为例看枫林三大中心建设

2021年10月1日,健康上海12320发布——本市首批41家示范性社区康复中心建成,枫林康复中心入选首批上海市示范性社区康复中心建设名单。示范康复中心也是枫林社区三大中心中最为成熟的中心。

在建设时,枫林康复中心全面覆盖居民需求。

康复中心(含中医综合诊疗区)设有康复诊室、康复评估室、运动治疗室、理疗治疗室、言语治疗室、作业治疗区、传统康复治疗区。

康复服务上,涵盖神经系统、骨-关节系统、慢性疼痛、老年疾病等社区常见病多发病引起的明显功能障碍稳定期或后遗症期的康复服务。

服务内容上,康复中心能够提供运动治疗、物理治疗、作业治疗、言语治疗、传统中医康复技术等康复服务。

服务形式上,康复中心提供中西结合康复治疗,包括门诊康复、病房康复、站点康复、功能社区康复及居家康复。

门诊康复：

门诊康复区域位于门诊三楼,治疗区域面积达到 240 平方米,分康复治疗区和中医康复治疗区两部分,升级后的门诊三楼,优化整合资源,实现现代康复与中医传统康复的有效融合和相互促进。

门诊康复设置包括：现代康复治疗区：设置有康复门诊、康复评估室、物理治疗大厅、高频、威伐光、心-肺康复室、冲击波治疗区;中医传统综合诊疗区：开展中医特色传统康复服务技术,为患者进行体质辨证分型,实施针灸、推拿、拔罐、刮痧等传统中医康复技术服务。

住院康复：

1. 康复病房：位于中心住院楼三楼(二病区),二病区原有开放床位 50 张,建筑面积达 800 平方米,参照市示范性社区康复中心建设标准,规范设置康复病房 30 张,并增设 4 张移动天轨病房,改建后的病房将融合智能训练移位系统等现代化康复辅助设施设备,叠加完善相应的康复功能。让住院康复患者的转移、如厕、洗浴等更为便捷。

2. 康复运动广场：增设的康复运动广场环境优美,面积达 180 平方米,设有康复步道、健身操区域、步行测评区、康复心愿交流区域等,可以实现病区延伸康复服务和体现人文关怀。

3. 康复训练大厅：位于住院部四楼区域,升级后训练大厅面积达 200 余平方米,设有言语治疗室、作业治疗区、上肢智慧康复区、PT/SET 悬吊区、下肢智慧康复区、步态训练区等。各项康复设备先进,可提供全方位的康复服务。

站点及功能社区康复：

东二服务点与徐汇区残联合作开展枫林康复助残特色项目,2013

年东二卫生服务站挂牌"徐汇区为老助残社区康复示范点",站点康复治疗面积近 30 平方米,在东二站点及东二日间照料中心,已实现有中西医康复技术相融合的专用康复治疗室。已在站点开展针灸、推拿、拔罐、刮痧和低频、脑循环、超声波和运动疗法等综合康复服务。

居家康复:

针对高龄老人、残疾人、因病导致行动不便和肢体功能障碍的患者等重点人群。结合家庭医生为老服务和家庭病床服务,针对性提供居家康复服务,开展适宜居家锻炼的康复上门服务,年均上门康复服务达 2 000 余人次。

特别需要强调的是,在 2023 年疫情全面开放恢复以后,枫林着力打造康复的内涵建设和新疾病品种的康复。比方说,在刚开始创建康复中心时,枫林示范康复中心主要设计了骨关节疾病、骨质疏松、颈椎、腰椎、肌肉、骨关节、韧带这些软组织的包括骨骼系统和肌肉系统的康复业务,现在枫林更进一步的扩充康复的内涵和覆盖面。针对枫林社区居民的需求,中心扩大了脏器康复,包括心脏康复、肺功能康复。以前枫林做的比较好的是骨关节康复和神经康复(中风后遗症)。今年枫林把脏器康复开展出来后也取得了比较好的效果,医疗业务收入等逐月在增加,社会效益也在逐步显现。

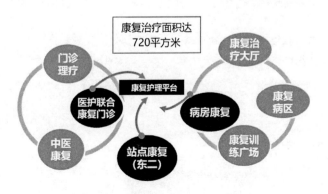

图 3　康复护理服务平台运行路径

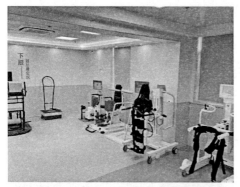

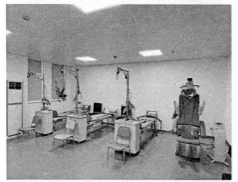

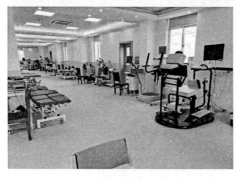

图4　住院部四楼康复治疗大厅
（面积200平方米）

康复中心自创建两年以来,除了2022年疫情阶段性的影响之外,都是有序往前运行的。在运行过程中,康复特色工作也一直在促进学科内涵及团队服务能级不断提升,学科建设成绩突出。

所获荣誉奖项:

康复科研项目连续获奖:

参与获第四、五届上海康复医学科技奖二等奖(2014、2015);

2019年8月,中心康复科参与的项目获2019年上海康复医学科技奖一等奖(第三完成单位);

2020年10月,中心康复科参与的项目获中国康复医学科技奖二等奖;

康复学科建设登上"高原":

2018年,康复科以第一完成人和第一完成单位获"第八届上海市康复医学科技奖二等奖";

2018年,康复医学科被评为"徐汇区医学高原学科"(2018—2020年),为实现学科建设可持续发展奠定了坚实的基础;

康复特色服务项目出成果:

2022年,康复科以第一完成人和第一完成单位获"上海市康复医学科技奖二等奖(康复科普类)"。

第二篇 **2**

基层医疗卫生机构高质量发展管理体系运作

基层医疗卫生机构管理是机构在医疗、教学、科研活动中各项管理职能的总称,是按照基层医疗卫生机构工作的客观规律,运用现代管理理论和方法,对人、财、物、信息、时间等资源,进行计划、组织、协调、控制,充分发挥整体运行功能,以取得最佳医疗效果和医疗效率的管理活动过程。

在高质量发展背景下,基层医疗卫生机构搭建管理体系时,主要途径可包括战略目标分解、资源整合盘算、高效性工具研建、项目化管理推进和医教研闭环驱动。下面将围绕这五个方面具体展开阐述。

第一章 战略目标分解

第一节 高质量发展内涵

在本书第一篇章内部治理的"战略制定与组织架构"部分,编者提到了战略制定。在战略制定环节,制定出来的战略通常还是相对粗线条的,并且战略制定的目标通常是跨越三年甚至五年的。因此,在战略制定完成后,要想让战略顺利落地,便首先需要对战略目标进行分解,将较为长远的机构发展愿景量化为具体可操作性的短期目标,通过实现短期目标来达到长期目标的实现。换句话说,在基层医疗卫生机构中,机构最高领导层(即院长)制定出战略后,是需要中层干部、基层职工理解并最终去执行的。分解战略,目的就是要解决战略与中层干部、最基层执行组织与职工之间的鸿沟,让院长制定的机构战略与职工建立强连接,让每个基层组织、职工知道自己所做的工作与战略的关系。只有这样,职工才能很好地执行和落实机构院长制定的战略。可以说,战略目标分解是战略落地管理系统有效运作的重要环节。

战略目标分解通常是由业务院长即分管副主任负责。也就是说,基层医疗卫生机构分管副主任需要首先需要了解机构发展战略,知道面对机构战略自己需要做什么,或者自己当前所做的事情是否与战略有关,以及知道自己执行好机构战略后会有什么获益等等。通常而言,分解战略第一责任部门是业务部门。但这并不是说分解战略与后台职能部门无关,后台职能部门也需要承接机构战略,为有效支持业务部门工作开展提供充足的人才保障、信息系统支持等等。

下面再来讲述在高质量发展进程中,基层医疗卫生机构在进行战略目标分解时的实施内容与注意事项。

基层医疗卫生机构应根据机构发展战略需要,在明确机构战略目标驱动因素的基础上,使机构总体战略目标与部门战略目标、人员岗位目标一一对应、上下衔接,逐步提高机构总体发展水平,实现机构不同阶段的发展战略目标。战略目标分解时必须具备以下条件:第一,要将战略转化成可以执行的工作事项;第二,要对每件工作事项明确相应的责任部门、责任人;第三,对每件事项的落实,配置相应的资源投入;第四,对资源的投入,进行资源投入产出测算;第五,明确与工作事项是否落实到位相对应的评估指标;第六,对于落实执行好的部门或个人给予相应的激励政策。例如,德鲁克在《管理实践》一书中提出目标管理的 SMART 原则,要求所制定的目标必须是"具体的、可衡量的、可达到的,与其他目标具有相关性且有明确截止期限的"[11]。这样按照 SMART 原则分解出的目标才能具有可操作性、可评估性,也更容易实现。基层医疗卫生机构在进行战略目标分解时,最好也要根据自己机构的实际情况选择特定的目标管理指导原则。

总体而言,基层医疗卫生机构在进行战略目标分解时,要能够将较为长远的机构发展愿景,量化为具体可操作性的短期目标,如多长时间期限内达到多少百分比值的增长;要能够形成与战略目标相配套的组织架构、绩效模型,运行并反馈;要明确规定战略目标分解过程的负责人、参与人,包括各个团队负责的具体任务等等。此外,在此过程中,也可以甄选优质第三方智库,辅助管理的决策、规划、设计、反馈、改进环节等。

第二节　枫林表现-战略目标分解

在高水平治理部分,编者提到枫林社区卫生服务中心基于波特钻石模型,通过市场机遇、政策便利、需方分析、供方分析、上下游资源等维度,分析了机构目前的竞争优势,根据目前中心重点工作(如家庭医生建设、以人为中心的健康管理等)从机构建设、业务输出、服务供给三个方面提出枫林社区卫生服务中心的未来发展战略。落实到机构管理工作,需要对战略目标进行分解,提出明确的要求与路线,推进机构战略目标的实现。

在机构建设上,针对枫林健康管理品牌建设,需坚持"党建引领"主线,筑牢堡垒,依托"三大中心"建设增强中心高质量发展动力。枫林社区要夯实示范社区康复中心、推广社区护理中心,将健康管理中心建设列为重点建设计划,2024年底完成健康管理中心建设,利用三大中心为居民提供高质量服务,打响枫林健康管理品牌。针对落实宣传推广,提升机构影响力,枫林社区卫生服务中心将充分发挥机构竞争优势,依托自身先进的业务水平与管理流程,继续高品质创建"市志愿者基地"、高要求推进"文明单位创建"。此外,高质量落实"宣传推广工作",在内部发掘培养优秀科普人才,通过多渠道、多方法向居民传播高质量科普内容,在机构外部加强与政府、媒体、各类社会团体的互动,将优质的枫林服务推广,提升机构在行业与居民中的影响力,并进一步拓展机构业务量水平。

在业务输出上,针对拓展医疗项目,枫林社区卫生服务中心预计未来两年内将增加两项专病建设。基于前期需求调研与内外部资源分析工作,初步拟定为口腔专科门诊和中西医结合疼痛综合干预专病门诊。在此基础上,继续巩固当前优势专科专病,为社区居民提供便捷、全方位的诊疗服务。针对家庭医生签约率问题,枫林社区将加强与辖区内功能社区、企事业单位的联系,依托社区专科专病建设,拓宽签约居民群体,未来三年内社区常住人口家庭医生签约覆盖率达到 60%。

在服务供给上,首先需提升中心服务的软实力,为高质量服务奠基,定期展开培训以提升业务团队的医疗技术水平和服务水平,建立家庭医生-社区专科专病-外部专家三级双向转诊机制,提升居民就诊体验。此外,坚持"先枫汇"品牌建设,坚持每周一次走近居民,了解居民活动的展开。继续深化辖区居民需求调研,以保障机构能够始终提供居民真正需要的服务。最后,坚定开展枫林社区卫生服务中心特色服务品牌,将优势服务与需求服务有机结合,擦亮康复品牌,丰富康复内涵;强中医内核,创中医品牌,全方位、高质量为居民提供医疗健康服务。

第二章　资源整合盘算

第一节　高质量发展内涵

资源整合是一种战略性的管理方法,是企业管理战略调整的手段,也是企业经营管理的日常工作。在基层医疗卫生机构高质量发展进程中,资源整合指的是将不同的资源进行有效组合和协调,以实现最大化的效益和共同利益[12]。这包括各种资源的整合,如机构的人力资源、财务资源、物资资源、技术资源等,以满足机构发展的特定目标和需求。

国家发布的有关高质量发展文件中多次提出要进行医疗机构资源整合。例如,《关于推动公立医院高质量发展的意见》(国办发〔2021〕18号)提出,要整合医疗、教学、科研等业务系统和人、财、物等资源系统,建立医院运营管理决策支持系统,推动医院运营管理的科学化、规范化、精细化。目前,基层医疗卫生机构在资源利用和整合方面容易出现以下现象:机构的教学经验和资源较丰富,但转化和深化不足,再利用和再发展能力不足;机构对外的推广宣传上,有待加强;对外的联谊合作、资源发展上,有待加强。

因而,要做好内外部资源的筹备工作;在资源不足时,可考虑联合社区护理中心发展日间病房,联合家庭医生团队发展优化家庭病床;可整合各类社会资源来解决居民健康问题,如营养科、心理科尤为显著;建立联合查房制度并切实为达到临床治疗目标整合全院及院外资源,以更高水准、更短时间推进病房诊疗标准；合作关系包括与街镇、企业、高校、国际同行、结盟的待扶持同行、业务转诊合作伙伴等各类伙伴的合作关系，资源包括人才资源、财力资源、物资资源、建立社会声誉的渠道和平台资源等。此外，该文件还指出要加强区级资源与政策支撑，包括财政支持和人才人事支持等。

从文件中可以看出，资源整合可以发生在基层医疗卫生机构运行中的不同层面，如机构内部的部门间整合、机构之间的合作与联盟、产业链上下游的协同合作等。需要注意的是，根据资源整合理论，资源整合的效率和质量对于资源使用和效能的发挥也具有重要影响。因此，基层医疗卫生机构在整合过程中，要考虑资源的互补性、互补优势以及合作伙伴之间的协调与合作关系，以实现资源的最佳配置和最大化效益。这就需要机构对不同来源、不同结构、不同内容等资源进行识别与选择、汲取与配置和有机融合，使其具有较强的柔性、条理性、系统性和价值性，并创造出新资源的一个复杂的动态过程，最终取得 $1+1>2$ 的效果[12]。

更具体而言，想要实现资源整合，基层医疗卫生机构在资源整合盘算过程中要有明确的目标和路线图。首先，分析机构自身拥有的资源优势以及缺乏的资源劣势，包括行业资源、团队资源、资金资源、服务对象资源、上下游资源、产品资源和技术资源等等。然后，分析在经营过程中已经尝试过改变提升，却始终无法实现的部分。第三，确认资源整合的对象，以及对方的优势。第四，确认整合目标，并且提前规划达到目标后的后续工作安排等等。

通过高效率、高质量的资源整合，最终有助于机构通过合理调配和优化资源配置，提高资源利用效率和生产力；有助于提高组织或个体的竞争力和可持续发展能力，机构组织或个体可以最大限度地利用可用资源，实现协同效应和共同利益；有助于降低机构发展成本，提高创新能力和竞争力等等。

第二节 枫林表现-资源整合盘算

枫林社区卫生服务中心在战略制定时就对内外部可用资源进行了分析，并依据此制定了发展计划。在机构日常管理中，需要进一步对资源进行整合盘算，以实现资源利用最大化，组织效益最大化。

枫林社区卫生服务中心在资源整合盘算过程中，将可用资源区分为内部资源与外部资源。先是通过内部资源的合理调配，追求 $1+1>2$ 的效果。随后积极开发可利用的外部资源，充分利用外部资源建立紧密合作，以发展机构自身。最后，将外部资源与内部资源做结合，实现内外部资源流通，优势互补，推进机构高质量发展。

在内部资源的配置上，首先是人力资源的整合。枫林社区卫生服务中心通过职工一专多能发展缓解目前基层医疗卫生机构共同的窘境——人力资源短缺问题。例如，示范康复中心一直以来就是枫林社区卫生服务中心的优势项目，业务量的提升将人员短缺问题暴露得更加明显，机构将护理团队引入康复中心，培训一专多能的护理人员，将简单的康复工作交由护理完成，缓解康复中心的人员压力。此外，机构通过细致地梳理业务岗位的内涵与要求，明确各业务团队的岗位胜任力，开展"以岗定人"的职位安排，通过个人能力素质与岗位要求的匹配，提升每个岗位的工作效率，推动机构的快速发展。

在外部资源开发上，枫林社区卫生服务中心积极与外部各组织、团体展开合作，拓宽机构服务面，增加机构高质量发展通路和路径。机构紧密联系各级综合医院与医学院校，拓宽机构人才的招募、进修、发展通道；加入"徐汇区—中山医院"医联体，积极利用医联体专家资源，提升机构服务患者、解决问题的能力。此外，枫林社区卫生服务中心积极响应政府政策的号召，深入各功能社区如企业、学校、养老院等，与多家功能社区整体签约，提升机构服务对象数量，保障机构高质量发展的基础。最后，与街道建立良好关系，双方目标一致、紧密配合,利用居委会加强对居民的动员,与机构的社区动员工作结合起来,高效有序推进社区动员,将机构的品牌在居民之间打响,更好地推进健康管理工作。

最后是内外部资源的整合利用。枫林社区卫生服务中心将人力资源、技术资源与服务对象资源进行整合。社区专科专病建设的第一步就是调研社区居民的需求,以求既保障了居民的健康需求,又提升了科室的服务能力;在需求的基础上,充分考虑机构现有人力资源是否符合该科室建设,并将院外的技术资源纳入,构建枫林社区的家庭医生-社区专科专病-外部专家的三级双向转诊模式。此外,枫林社区卫生服务中心统合了市场资源、政策资源、上下游资源以推进"三大中心"建设。《关于提升上海市社区卫生服务能力的实施方案》放宽了医疗设备进入社区医院的准入门槛,使得更多设备能够进入本中心,使得"三大中心"在设备配置上得到了保障。同时,拓宽了中心的供应链范围,能够与更多厂家展开合作与交流,提升了机构医生对各类医疗设备的认知以及机构医疗服务的内涵。服务质量与水平的提升最终辐射到市场资源的获取,令中心与社区内众多功能社区、企事业单位展开合作,而对方反过来帮助本中心进行了宣传与推广。

第三章　高效性工具研建

第一节　高质量发展内涵

在对战略目标进行分解、资源整合盘算完成后,基层医疗卫生机构管理体系运作过程中的下一步任务是高效性工具研建。"工欲善其事,必先利其器",基层医疗卫生机构要想实现管理体系运作的高质量发展,高效性工具的研发将会成为其一大利器。

如今,信息技术的发展正在推动时代变革。信息技术在各个行业与领域的深入应用实践表明,信息技术有助于提升工作质量与效益。在医疗健康领域,基层医疗卫生机构也需要通过现代科技手段创新管理理念、服务模式,优化医疗服务流程,提高临床诊疗技术水平,提升医疗服务的效能、效率和效益。在现阶段基层医疗卫生机构高质量发展的进程中,更需要充分利用时代智慧下的工具产物来促进机构高效性、精益化运行。可以说,要想实现新时期高质量发展目标,基层医疗卫生机构在经营中必须要进行精益化管理,要有先进的医疗服务理念,要创新医疗服务模式,要通过医疗服务流程再造,以最小化的成本为患者博取最大化的健康效益,也为医院带来最大化的经济效益。

医疗健康领域中正在或已经应用的高效性工具包括:第一,疾病诊断相关分组(diagnosis related groups, DRG)。某医疗机构基于 DRG 的理念,充分发挥其在医疗服务的能力、质量、效率,以及医疗安全、费用控制等方面的作用,结合医院的数据整合和分析,制定和形成了医院的精细化管理体系和模型,包括医疗质量管理模型和医院经营管理模型。第二,数据。可以通过数据,获得就医患者的科室分布、病种分布、手术分布、用药分布,从这些数据可以看出资源的流向、患者的流向等等。第三,信息化。信息化建设是提高数据采集效率、保证数据质量,并进行数据分析和挖掘的支撑。例如,在信息系统建设中,可以引进高效信息化管理工具,采用先进的信息化管理手段,有助于提升医务管理效率和服务质量。

当然,高效性工具研建还可体现在基层医疗卫生机构管理体系运作的各个方面。例如,尝试为单病种特色发展提供高水准检验检查支持服务,尝试将主观检查纳入功能检查范畴,尝试用诊断思维帮助临床医生完善改进检查工具、量表,开发临床效果评定工具,尝试用组合诊断帮助机构解决设备设施能级不高、漏检误检问题。通过以上努力,帮助机构解决检验项目开展不足的问题,并发展出特色检查方案、特色检查工具、特色临床辅助评定工具。同时,将传统检验检查的质量管理水平达到行业领先。

也就是说,除了搭载新时代信息技术的快车以外,传统医疗工具被改善后也可以称之为高效性工具。基层医疗卫生机构管理运作的各个环节、所使用的任何工具,都有着成为高效性工具的潜力。

第二节 枫林表现-高效性工具研建

枫林社区卫生服务中心从业务部门、职能部门、服务管理等多个方面开展了高效性工具研建。

在业务部门,中心管理人员为提升机构业务的高质量发展,从多个方面展开业务工具的搭建。首先,在制度上确定了枫林社区卫生服务中心的业务流程,如《专病医生及全科医生团队职责》《枫林社区全专结合流程规范》等。第二,机构为实时监测各业务团队的运行状况,引入数字化平台监测系统。通过对机构各业务部门的运营数据(如门诊人次、首诊率、复诊率、签约率等)以及整个机构的数据(如收入分析、成分分析、运营结果指标)进行分析,就能得出目前机构发展的优劣,从而制定下一阶段的重点工作计划并通过数字化平台的异动分析实时定位到业务团队的问题所在,进而探索调整与改进的方案。最后,建立规范、科学、高效的业务精细化运营制度。后续还将进一步基于机构战略制定战略管理工具,结合结构的精细化业务运营制度,组建医疗、财务、运营、信息等多专业融合的人才队伍,培养具有管理思维的运营管理人才,深入到医疗业务的最前端,主动实现下沉式服务,改进医疗服务作业流程,提升运营效益。实现业务精细化运营,打造运营管理专业化团队,应娴熟掌握、系统应用战略规划、目标管理、预算管理、成本管控、绩效考核等工具和方法,按照管控的层级开展运营分析。

在职能部门,面对高质量发展要求,枫林社区卫生服务中心首先在人力资源部分展开高效性工具研建。首先是人力资源规划方案的确定,为机构选人、用人、培养人确定了基本方向。机构人力资源管理规划制定需要严格遵守机构远景安排所要求的目标,保证人力资源管理充分服务机构的高质量发展。随后,在绩效管理制度的搭建上,中心管理层基于对现代医院管理制度的理解,建立合理、透明、公正的绩效考核制度。形成以工作量和工作质量为导向的绩效工资分配方式,根据不同岗位设置分类考核机制,对职工实行360度绩效评估。鼓励职工多劳多得,激发职工工作热情。最后,在培训上提升本中心人员服务能级,为实现促进职工的全面成长,制定了多元化、个性化的人才培养模式。机构人才的培养途径也不仅仅局限于正规院校教育、继续教育和在职培训等几种形式,组织内部的培训与交流同样是人才培养的重要途径。中心一方面依托机构的实训基地,制定培训计划,采用标准化的培训体系,完成每月一次的业务培训,定期进行考核,提升机构医务人员的科研能力水平、业务能力水平。另一方面,建设中心自己的知识共享体系,在讨论与沟通中令不同思想碰撞,形成带有枫林特色的成果。此外,枫林社区卫生服务中心在行政、财务等职能部门建立标准化运行体系,从流程上规范组织行为。

在患者管理上,搭建高效性工具,以实现"开源节流"的目的。开源指扩大新患者规模;节流指保持老患者数量,避免患者流失。服务质量被认为是提高患者忠诚度的重要因素。患者在医疗卫生机构服务方面的经验对结果变量有很大影响。为收集社区居民在枫林社区卫生服务中心的服务体验,中心开发了居民服务体验问卷,在门诊中随机发放,以收集居民对机构、对各科室的满意度与意见。通过建立社区联系人网络,发挥社区中意见领袖的传播能量,提升机构在社区内的影响力。此外,枫林社区重视媒体与互联网的力量,建设运营部专人负责公众号、科普短视频、线上接诊等模式,推进品牌的深度运营,深入发掘和分析患者需求与喜好,提升自媒体影响力及患者活跃度,包括居民调查、内容产出、投放渠道、数据反馈、调整优化等;研究新兴社会化网络营销应用平台及手段,扩展各自媒体账号粉丝量引入渠道,提升患者和居民活跃度,增加粉丝量等。最后,整合多方资源,推进机构服务对象管理工作。

第四章　项目化管理推进

第一节　高质量发展内涵

项目化管理,是指站在组织管理者的角度对组织中各种各样的任务实行"按项目进行管理",是一种以项目为中心的长期性组织管理方式。具体来说,将组织中一次性、具有明确目标、预算和进度要求的多任务活动视为项目,并按项目的专业化技术和方法进行管理,从而比常规方法更好地实现目标的管理。可以说,项目化管理是一种计划管理理论与管理方法相结合的新兴学科,为了一个时期的目标,把各种系统、资源和人员有效地组织结合在一起,采用规范化管理流程,在规定时间、预算和质量目标范围内完成项目[13]。

将企业项目化理论引入基层医疗卫生机构管理,项目化管理具体是指将机构日常工作中需要跨部门、跨科室协作完成的事件,以项目的形式,由一个主要部门或科室牵头,利用项目管理方法和工具进行管理,对资源进行计划与配置,通过多部门、多科室之间的密切协作,确保项目顺利完成的管理模式[14]。因为基层医疗卫生机构管理中有大量创新性、一次性的工作,需要协调各职能部门、各业务科室的资源和人力,而协调和配合往往是机构管理中困难最大、效率最低的活动。例如,当一项任务确定后,参与这项任务完成的部门不止一个,包括临床部门、医技部门、行政部门等,而不同部门在完成任务过程中不可避免地会产生摩擦,须进行协调,而这些无疑会增加项目成本,影响项目实施的效率[15]。采用传统管理方式已越来越难以应付这类工作,往往也难达预期目的。因此,在探索医疗机构管理的过程中,可以将企业项目化管理的观点、理论和方式导入医疗机构管理当中。当面临难以协调配合的项目时,不同部门会因为某一个项目而组成团队,在项目管理者的统一领导下进行全方位的管理和推进。

在基层医疗卫生机构中,项目化管理其实也是一项复杂性的工作,因为既涉及人、财、物等资源的调配和使用,也涉及到计划、成本、进度等各因子的严格控制与约束,还要考虑整合、化解执行过程中的各种未知因素,在特定时间内充分利用有限资源调配,突破各种限制因素,创造性地完成既定目标。然而,项目化管理可以从根本上节约人力资源和时间成本,利用进度管理有效控制项目进程,有效合理解决问题[15]。因此,项目化管理可以帮助解决复杂问题,并实现更高的运营效率。更具体地说,项目化管理能够使基层医疗卫生机构管理更有系统性和协调性,使机构管理资源得到有效的利用,使机构管理的每项任务目标更加突出,每项具体工作都能做到计划系统化、任务明确化、管理团队化。

总体而言,基层医疗卫生机构项目化管理以任务为中心,把机构内资源重新分配,将有限的时间、人力、物力和财力进行有效整合,优化工作流程,最终能够使医院运行变得更加高效。

第二节　枫林表现-项目化管理推进

为实现机构的高水平发展,枫林社区卫生服务中心吸纳先进的管理理念,在日常建设中实行项目化管理推进。首先,基于项目化管理的原则,由中心管理层制定项目计划书,经决策层审批后,管理层负责落实项目。在项目计划书中明确建设目的、阶段目标、预算计划、进度安排、可行性分析、替代方案等重要内容，以保障项目开始后顺利推进。

在项目执行过程中，首先明确一切活动围绕项目目的与最终的验收成果为中心，由机构管理者带队监督，以保障项目按照预计方向前进。其次，严格按照阶段目标、进度安排执行，以保障项目可控、及时完工。

在预算计划与使用方面，为加强机构项目预算执行管理，枫林社区卫生服务中心建立长效管理机制，依法合规加快项目预算执行进度，保障资金使用安全，提高资金使用效益，并制定机构的项目预算执行管理办法，预算执行实行责任制，机构是项目预算执行的责任主体，机构主要负责人是机构预算执行的第一责任人，预算执行部门负责人是预算执行的直接责任人。由中心领导监管项目预算使用，各职能部门根据本部门工作职责和具体工作要求及时完成本部门工作内容，认真履行职责，积极创造条件，保障预算顺利实施，各部门要互相配合，共同做好预算执行工作。

同时，为保障机构项目成果产出，在计划阶段要求对可行性进行分析，提前发掘潜在风险，将可预期的风险提前消灭。与此同时，制定替代方案，在项目进程中遇到不可预知的风险时，启动替代计划，推进项目有序进行，最大化减少机构的损失。

最后，枫林社区卫生服务中心建立项目评价机制。评价项目在建设中以及运行后的各项指标达成情况。如新科室建设后，中心将从治疗效果、经济效益、患者满意度、社会影响等几个方面对科室建设项目展开评价。

（一）治疗效果：即新病种或特色技术能否有效地治疗相应疾病或症状。评价指标可以包括临床就诊率、有效率、治愈率、复发率等。

（二）经济效益：即新病种或特色技术是否具有经济上的可行性，评价指标可以包括费用收益比、平均住院费用、住院日数等。

（三）患者满意度：即新病种或特色技术是否符合患者的期望和需求，提高就诊患者的满意度。评价指标可以包括患者对医疗服务的评价、医疗服务便捷性评价等。

（四）社会影响：即新病种或特色技术的社会效益和推广价值。评价指标可以包括医院声誉、社区医院在相应领域内的影响力等。

第五章　医教研闭环驱动

第一节　高质量发展内涵

医疗工作是基层医疗卫生机构的中心工作,这是毋庸置疑的。但随着医疗工作改革的深入,基层医疗卫生机构的职能已经不仅仅限于医疗职能。对基层医疗卫生机构来讲,医疗、教学和科研是临床工作的三大职能。医疗机构想要谋发展,就要遵循医教研闭环驱动的管理模式,做好医教研三位一体的人才建设方案。

国家发布的高质量发展文件中也多次提及与医教研闭环驱动相关的内容,如《关于推动公立医院高质量发展的意见》(国办发〔2021〕18号)中明确指出:要推进医学技术创新,加强基础和临床研究,实施临床科研提升行动,推动科技成果转化;整合医疗、教学、科研等业务系统和人、财、物等资源系统,建立医院运营管理决策支持系统;以医疗质量、医疗服务、医学教育、临床科研、医院管理提升为重点,促进我国公立医院医疗服务和管理能力再上新台阶。相较于二三级医院等医疗机构,基层医疗卫生机构在科研上历来偏弱,尤其是管理与服务支持部门的科研。原因可能是职能部门引领机构发展的机制未建立,对科研的理解和管理治理水平较低,未上升到科教兴院层级。此外,还存在机构的科研能力不强、科研氛围不浓、成果转化效应不显著等问题。因此该文件对此提出具体要求:基层医疗卫生机构全员人均科研成果/有效工作时间要达到历史新高;在人才培养和学科建设时,提供科教研支撑,中心科研培育资金、各类项目匹配资金支持。

基层医疗卫生机构之所以出现上述这种类似问题,根源可能在于未正确处理好医疗、教学和科研三者之间的关系。因此,如何正确处理好这三者的关系,是基层医疗卫生机构的管理工作者必须解决的一个重要问题[16]。

第一,要明确医疗工作是临床科研和教学工作的基础和核心。临床的科研、教学工作,必须建立在抓好医疗工作的基础上。作为基层医疗卫生机构管理者,抓好医疗工作是工作中最基本的、本质的要求。第二,科研工作与医疗工作相辅相成,基层医疗卫生机构或医生仅仅满足于抓好医疗工作和掌握临床诊治技术是不够的。因为机构的诊治技术需要不断发展和提高,而机构的医疗工作不能取代科研工作,学习掌握医疗诊治技术不等于科技创新。基层医疗卫生机构诊治技术水平、教学水平、管理水平的提高,主要依赖于科学技术水平的发展和提高。因此,科研工作在临床的地位日趋重要,是推动医疗机构工作全面发展的动力和源泉。临床医务工作者熟练掌握临床诊治技术是由临床的工作性质决定的。开展临床科研工作是对临床诊治技能的深化和提高,临床科研必须建立在熟练掌握临床诊治技术的基础之上。第三,教学工作可以与临床、科研工作互相促进。培养人才是国家的百年大计、千年大计。人才是医疗发展最为核心的关键,只有在教学科研方面持续发力,医教研协同发展,医疗发展才会有后劲,基层医疗卫生机构后续发展才有源源不断的人才支撑。

综合而言,医教研工作共同发展是基层医疗卫生机构发展的根本。临床教学和科研工作是基层医疗卫生机构的生命之魂,是机构综合实力的反映。医教研三者协调运转也是保证医学学科发展的必要条件。在基层医疗卫生机构发展中,应该坚持医疗为中心、教学是基础、科研是动力的理念,机构为教学、科研提供基地,教学为医疗、科研培养人才。因此,医疗是立本,科研是求创新,科技进步推动医疗教学的发展,科研对医疗的发展也有着积极的促进作用。能否有效整合医疗服务、临床教学与医学研究这三项功能,使其协调一致,是培养医学人才、提高医务人员整体素质、实现基层医疗卫生机构可持续发展的关键因素。建立和完善医教研三者之间的有机联系,才能使人才的培养质量、临床的医疗质量和服务、科研水平得到全面的提高。

第二节　枫林表现-医教研闭环驱动

基层医疗卫生机构的高质量发展离不开人才,同样,机构也是人才实习、执业、继续教育与发展的平台。基于机构与学科发展的需要,打造医教研闭环驱动对于管理者来讲尤为重要。枫林社区卫生服务中心基于组织的功能定位与业务设计,在管理上打造了自己的医教研体系。医教研体系构建的首要问题就是人的问题。打造一支业务、科研两手硬的团队是构建医教研体系的基础。

枫林社区卫生服务中心首先明确社区卫生服务中心在全科医学人才培养中的定位与作用,为职工构建良好的执业与发展平台,制定全周期的提升发展方案。在岗位进入阶段,着眼于岗位胜任力的提升,使职工能尽早适应所在岗位;在技能巩固与钻研发展阶段,机构挂牌复旦大学上海医学院枫林街道社区卫生服务中心,并成为复旦大学附属中山医院全科医师规范化培训社区基地,为打造良好的技能培养平台打下了坚实的基础。在人才带教阶段,中心承担了上海市全科医师实训评估基地的教学任务,依托复旦大学附属中山医院全科医学科雄厚师资力量及实训评估基地平台的支撑,全面推动机构的人才发展。

其次,枫林社区卫生服务中心以"项目-人才-学科"为纽带,促进科研工作与人才培养的有效融合。实践证明,科研工作对于医疗机构从业人员的重要性不言而喻。其一,注重专科临床带教,培养科研思维。中心在积极参与综合(专科)医疗机构研究项目的子课题,锻炼医务人员初步科研能力的同时,引入专科临床带教模式,更多注重科学研究方法论的掌握,明确成熟学科的发展路径。其二,中心积极鼓励医务人员从社区居民的实际需求出发,以社区卫生过程中遇到的问题为出发点,开展相关科研工作,以保障研究成果的可推广性与实用性。

最后,建立有效的人才保障与激励机制。通过管理的手段,提升机构成员对于科研以及科研成果应用的积极性。枫林社区卫生服务中心为职工营造了一个适合开展科研的良好氛围,并在薪酬、待遇、补贴、绩效及工作安排等方面,对科研人才提供一定的便利,以此提升职工的积极性。此外,将个人的科研产出与科室内部的医教研循环搭建作为考核指标,制定人才培养规划,以此推进机构医教研循环的建成。

科研、实践与教学是提升机构整体竞争力的重要抓手,枫林社区通过梳理三者关系,牢牢把握机构发展的前进方向。研究的成果通过定期分享会传给全院,形成教学的效果,从而推动整个机构医疗服务水平的提升,而实践工作中形成的经验与数据又反作用于研究,推进组织发展,形成枫林社区卫生服务中心的医教研闭环驱动模式。同时,中心管理层计划通过建设整个机构以及各科室团队内部的医教研循环,打造学习型健康医疗系统(learning health system,LHS),推动机构自主迭代,不断提升科研、业务水平。

在执行层面,枫林社区卫生服务中心首先在医疗维度上进行整体流程构建,明确了家庭医生团队业务流程规划及内部分工、科室建设及单病种业务开发的标准化流程以及各部门之间运行与转诊的流程安排,推进高质高效医疗健康服务输出,减少医疗业务运行中的资源损耗。随后,将科研与教学工作交由医务科主导,在科研上,通过制度保障人才能级盘点、科研意识梳理、价值科研方向确定等工作顺利开展;在教学上,一方面,依托中心的实训基地,制定培训计划,采用标准化的培训体系,完成每月一次的业务培训,定期进行考核,提升组织成员的科研能力水平、业务能力水平。另一方面,建设枫林社区卫生服务中心的知识共享体系,在讨论与沟通中令不同思想碰撞,形成带有枫林特色的成果。

第六章　实践分享

第一节　资源整合盘算

(一) 契机缘由

枫林社区卫生服务中心的资源整合盘算,主要是在上级政策推动社区高质量发展的外部大环境要求下启动进行的。同时,资源整合盘算的内部驱动因素,是整个社区卫生发展的历程和走过的弯路,还有新冠疫情救治的成果,给枫林中心带来很大的启示,决心要整合好社会资源。尤其是疫情后时代,枫林通过抗疫事件的成功经验反思要进行资源整合盘算。特别是在 2022 年底,疫情防控开放之后,枫林社区卫生服务中心能够为二三级医院分担解忧,承担相关患者的诊疗工作在很大程度上减缓了三级医院的医疗就诊压力。

总的来说,一方面是政府层面的要求和居民的期望,另一方面是通过疫情后时代,枫林社区在开放之后所承担的救治工作的成功经验,感受到社区亟待提升诊疗服务能力,将居民的基本健康问题在社区解决。因此,这些驱动因素,推动枫林中心在注重健康教育、预防保健等常态化工作的同时,着重于将诊疗服务能力和预防保健健康教育同步提升,两手都要抓、两手都要硬。

实际上,资源整合盘算可以从整个社区中心的发展历史进程角度来说。在二十世纪八九十年代,社区卫生服务中心还叫社区地段医院。地段医院具备很多基本设备和技术条件,能提供相对应的医疗诊疗服务功能。在 21 世纪初的时候,社区地段医院转制为社区卫生服务中心,将预防保健、健康教育提高至极其重要的地位上来,相对应的社区基本诊疗服务功能的维持和发展,一定程度上逐渐被忽略和淡化。与政策要求相应,枫林社区卫生服务中心在这一时期的医疗诊疗能力也就弱化了。具体来说,枫林社区以前可以有手术室,有胃镜室等,具备做一些常见手术的诊疗能力。但是在 2004 年转制为社区卫生服务中心的年代,因为社区不能动手术、社区不能做胃镜、社区不能有麻醉等等限制性政策,这些基本的医疗功能全都被弱化或者取消。那么这时枫林卫生中心就更注重慢性病的药物配药,以及做一些健康教育之类的工作,如讲课、科普,仅此而已。也就是说,内部驱动因素就是从 21 世纪初地段医院的发展到改制为社区卫生服务中心,以及到现在的发展这一过程中间走的一段功能弱化的弯路。

在整个社区中心的历史演变和新冠疫情救治工作的基层医疗服务能力承担的大背景下,枫林社区更清晰地认识到,在能力发挥上要进一步地承担起社会的医疗责任。在资源的盘算上、整合上来说,枫林社区需要更多地挖掘政府、民政、街道三级医院的资源,尤其是近几年双向转诊、全专结合服务工作的开展。可以说,在近几年的工作推进中,枫林社区越来越意识到社会资源的抓取和整合是非常重要的:由于枫林社区服务的人群是枫林街道整个辖区的人群,既包括来挂号看病的居民,还有健康和亚健康人群。这就意味着,枫林社区必须整合街道内外的全部力量,包括社会的、学校的各类资源,形成一支以中心成员为核心、整合大量健康促进专员的大队伍,来服务整个街道人群的健康管理和健康促进。在人少、事多、资源有限的新发展背景下,资源整合已成为社区发展的基本配置和必修技能。

(二) 建设过程

1. 以护理中心为例阐述枫林社区资源整合盘算过程

护理中心的资源整合盘算可涉及两个维度,包括内部资源和外部资源的整合。

枫林社区在创建示范护理中心时既需要常规护理，又需要特色护理。常规护理是指一些基本服务项目，如静脉注射打点滴、肌肉注射、插导尿管等基本护理。在常规护理的资源整合方面，首先，枫林整合了伤口护理出色的徐汇区大华医院的护理资源。枫林通过和大华医院护理部进行联合，拓展社区伤口护理进家庭的服务。同时，枫林还利用了中山医院的护理资源与三级医院的全专结合，和中山医院护理部签约进一步整合了中山医院在护理方面的人才培养培训、技术指导、科研合作等资源。在特色护理资源的整合过程中，枫林社区通过护理项目、科研学科打造，增加护理人力和医疗设施设备。同时，枫林把徐汇区的护理专家、上海市的护理专家请到枫林中心进行培训和授课，以及把枫林的护士送到医联体单位进行学习进修。枫林也会把学会、协会相关护理专家请下来。例如，枫林曾邀请上海市社区卫生协会社区护理专委会刘薇群主任委员到中心进行工作指导。

护理中心的资源整合还包括社会资源整合、信息化资源整合。例如，枫林社区开创了"社区居家护理综合管理平台建设与信息标准化研究"的揭榜项目，这也是上海市卫生健康委员会信息中心延伸护理服务的信息标准化揭榜公关项目。在此项目中，枫林社区和中智信息有限公司、上海市卫生健康委信息中心进行对接联合和项目推动。为了推动示范护理中心项目，枫林社区卫生服务中心开设上门护理服务，并与社会层面的私营护理机构展开合作，双方在服务内容、服务模式上形成互补，为辖区内居民提供高质量的护理服务。例如，私营护理站能够为老人提供理发、洗澡、修剪指甲等生活护理，与之联合可以在生活护理方面为患者提供更丰富的服务。比如，如果辖区内有老人得了褥疮，需要褥疮伤口护理，那么由枫林护理团队上门提供专业护理服务，如果还需要帮老人洗澡、给老人翻身、拍背等以加速老人病情康复，则有私营护理站人员上门提供前述生活照料服务，两者互相结合，提高整体护理质量。

此外在社会资源的整合上，枫林社区保持和枫林街道办事处的经常联系,在街道办事处的支持下开展广泛的宣传科普教育,并联系各居委会,请居委会协助把枫林提供的服务在居民中宣传和推广,以获得更高的知晓率。在护理中心的资源整合方面,还包括与养老院、养护院的整合,如枫林社区会定期安排护理人员到签约的养老院上门提供护理服务。

在护理专病门诊的开设方面,通过创建护理中心,枫林开设了5大护理特色门诊,包括伤口护理门诊、PICC维护护理门诊、糖尿病护理门诊、心肺康复护理门诊、PORT维护门诊。在特色专病护理门诊开设过程中,也伴随着相关资源的整合,包括康复科和护理部的整合,全科医生和护理部的整合,社区团队和护理的整合等。相关的整合不但改变着既往公众对护士只会打针发药的过时认知,也切实提升护理人员的整体水平和扩大社区护理的服务范围,如以前认为只有功能科才能做心电图,但现在枫林经一专多能培养的护士就可以熟练完成操作,从而大大提升了服务效率,也由此大大扩展了护士的服务范围。

枫林社区现在正在加大培养一专多能护士力度,使更多的护士能在熟练掌握基础护理技能的基础上,在某个专病的特色护理方面也能有持续的发展通道,如通过与中山医院护理部签订护理服务提升合作项目,送护士到中山医院学习心、肺、妇儿等康复技能,到医联体单位徐汇区中心医院学习专项护理。落实中心护理训练营训练,护士积极参与中心医疗、科研、科普训练营训练,开发新的护士延伸服务功能。护士通过培训后参与开展评定肺功能、心功能、六分钟步行测试等项目。另外,枫林社区还开展了志愿者资源整合。例如,枫林社区现招募了一名社工,加入到枫林护理中心以及参与三大中心的创建工作,到患者身边了解患者需求,与康复患者进行互动,开展志愿服务,以及倾听患者医疗外心愿并协助心愿的达成等。

枫林护理中心目前还处于初创期,到后期成长期和成熟期,护理中心资源整合涉及范围会更广泛,整合程度会更深入。

2. 除护理中心外其他方面的资源整合工作

在地域资源的整合上,枫林社区在医联体医疗机构内积极整合上级医院、街道和民政资源。比如说,在建设健康管理中心的过程中,向枫林街道争取场地资源、扩大中心面积等。枫林中心还希望健康管理中心能够深入到枫林的各社区居委会,与街道开设的日间照料中心联合等。

在经济资源的整合上,枫林社区在创建上海市中医药示范卫生服务站(天龙服务站)时,积极寻求街道在场地提供和经费方面的支持,也是在中心的持续努力下,枫林街道在天龙服务站的建设时给予了全力的支持,上海市卫健委也在项目建设经费上给予了一定支持。2023 年 6 月,以上海市卫生健康委中医监管处在体现浓郁中医风格的天龙服务站召开现场会为标志,中心成功完成上海市为民办实事项目——天龙中医药特色示范服务站的建设。此外,枫林健康管理中心新增加的一千多平方米的场地也是在区卫健委的协调下,在区机关事务管理局、区文化旅游局以及枫林街道办事处的大力支持下为枫林社区整合出来的宝贵资源,后期包括枫林健康管理中心的项目预算,枫林街道办事处也会给予中心支持。

医教结合工作的资源整合上,枫林社区卫生服务中心的医务人员和枫林辖区的婴幼儿、小学、初中、高中教育资源进行整合,实现医教结合。教育机构提供人员,组织场所,中心医务人员进校园开展各项筛查,包括视力筛查、青少年疾病筛查、营养筛查干预等,使枫林中心能更好地服务于辖区。

(三) 取得成效

通过资源整合盘算,枫林社区卫生服务中心在整体中心建设和多业务开展方面均硕果累累。

2016 年,枫林中心被评为上海市优秀社区卫生服务中心。

2017 年,枫林中心被评为全国百强社区卫生服务中心。

2018 年,枫林中心被评为全国优质服务示范社区卫生服务中心。

2019 年,枫林中心入选中国社区卫生协会培训基地。

2022 年 10 月,枫林中心入选上海市首批公立医院高质量发展试点单位。

2023年3月,枫林中心入选2022年上海市公立医疗机构病人满意度较高的单位。

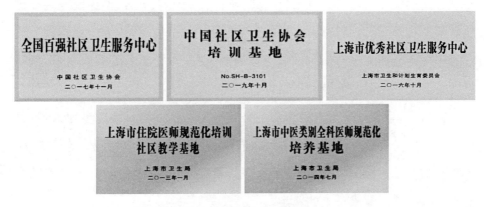

图5 枫林中心挂牌情况

在社区护理中心建设方面,通过资源整合盘算,枫林社区卫生服务中心打造了6支一专多能护理团队(中医护理、康复护理、心理护理、营养护理、母婴护理、门诊护理);与中山医院护理部建立联动机制,创立社区护理综合服务平台;通过"先枫"护理训练营,加强专科护士队伍建设。以枫林社区卫生服务中心成功入选上海市首批公立医院高质量发展试点单位为契机,中心进一步加快护理中心建设步伐,中心护理门诊的业务量产出、医疗收入产出以及学科科研人才的培育和产出也都得到显著提升。

(四)干货经验

制定资源整合策略是确保资源有效整合和最大化利用的关键步骤。制定资源整合策略包括确定项目目标和需求、识别关键资源、评估资源可用性和缺口、考虑资源互补性和优势、确定资源整合方式、制定资源分配计划、设立绩效指标和监控机制,以及确保团队成员间良好的沟通和合作等等。制定策略时要注意灵活性和适应性,因为资源整合的需求可能会随着社区医疗机构项目的进展和变化而变化。

资源整合过程中也会面对各种各样的问题。枫林社区在资源整合时的限制因素主要体现在人力资源和医疗设备方面。例如,枫林社区在人力资源整合方面比较受限,因为岗位编制有明确的指标限定,高级、中级医务人员比例等都有具体要求。枫林编制目前已接近用满,如想招聘优秀的副高以上医疗骨干可能会面临没有编制的窘境。因此,在人力资源受限的情况下,枫林社区主要是通过医联体专家下沉社区、医务人员培训学习,以及多办项目合作、科研合作等工作进行人力资源的补充。如枫林口腔科缺乏专业人员,目前区内正好有综合性医院医务人员晋升高级职称前须到基层锻炼的机制,枫林就有效利用这样的机制,让上级医院人员在基层锻炼的同时,补充枫林社区在某些学科专业人员上的不足。

在整合社区资源时,社区资源众多但繁杂无序。枫林社区便在整合社区资源时,对社区基本情况进行详细调研,分析所属社区存在哪些资源。然后,根据调研结果、结合社区实际,分析哪些是可用资源,哪些是可挖掘资源,哪些是可分配资源,以及资源从何而来,需要用到这些资源时该跟谁对接等。此外,进行资源整合,还必须通过媒介、搭建平台来将资源与需求衔接起来。在枫林街道党工委和街道办事处的推动下,枫林社区秉承"打造熟人社区"的互助理念,激发多元主体参与,实现枫林社区与社区、居民等多方间的联动。

第二节　项目化管理推进

(一) 契机缘由

社区卫生服务中心在管理过程中面临的情况通常都较为复杂。在采用项目化管理之前,枫林社区卫生服务中心可能存在较多中心管理方式的通病,如管理状态较为松散、职能化和条块化较为严重等。例如,枫林社区组织高度标准化与专业化,职能部门内部以及与行政部门之间缺乏必要的沟通;面对日益增加的需要跨科室甚至跨部门协同完成的工作时,执行效率无法满足需求;在日常工作中由于时间节点不明确,职能科室工作量大,导致工作效率低下。这既是枫林社区卫生服务中心资源的失衡,其实也是当前职能化社区卫生服务中心管理的困窘。为此,枫林社区卫生服务中心尝试将项目化管理引入中心管理。

(二) 建设过程

项目化管理的运用实践——以骨质疏松项目为例:

1. 全程管理:依托骨质疏松管理团队开展疾病全过程管理。依托全科医生信息化平台,在上海市第六人民医院骨质疏松专科医生指导下,以社区专病医生为骨干的管理团队开展融"健康教育、高危筛查、生活方式调控、疾病规范诊治、功能评定康复、随访管理"于一体的骨质疏松全程管理,实施"病房-门诊-站点-家庭"链式干预,提供整体性、持续性、延续性的全过程管理。

2. 全位管理:防治全方位,对人群骨质疏松进行全位分层管理。制定基于双向转诊模式下的社区骨质疏松症防治路径流程图,对防治环节、康复环节、随访环节的诊疗手段进一步梳理和细化,形成针对一般人群、骨质疏松症高危人群、骨质疏松症患者、严重骨质疏松症患者开展骨质疏松症诊疗的诊疗手段、管理人群、具体内容、执行人、执行地点、执行形式,逐渐形成对社区骨质疏松人群的全程全位路径管理。对普通人群进行健康骨骼维护,依据筛查结果进行个性化指导;对高危人群开展骨量减少干预,重点为生活方式干预、防跌倒、骨健康补充剂及药物应用;对骨质疏松症患者严格进行规范诊疗,重点为功能评估与康复训练、慢病共存状况评估以及药物应用随访;对严重骨质疏松症(骨折)患者转诊至上海市第六人民医院进行诊疗(手术)处理,病情稳定后转回社区进行专科治疗后(骨折后)住院康复、上门指导、预防再骨折等综合防治指导。

3. 路径管理：构建一套切实可行、分工明确的骨质疏松防治路径。基于对"枫林-市六医院骨质疏松双向转诊模式"试点经验进行总结梳理，构建了双向转诊模式下的社区骨质疏松防治路径，即由社区卫生服务中心承担骨质疏松风险评估（筛查）、首诊诊断、分级治疗、康复与随访工作，由医联体内、1+1+1签约或全专联合的综合医院承担鉴别诊断和非基本服务项目，以骨质疏松专病医生为整个路径的中轴线，辅以骨质疏松专病护士、康复治疗师、门诊（团队）全科医生、公卫医生及上级医院骨质疏松专科医生，不同层级和不同岗位的医务人员有章可循，各司其职。

4. 推广应用：通过全程全位路径的形成，枫林团队在专病门诊综合干预规范诊治基础上，结合信息化管理及骨质疏松性髋部骨折术后患者个案管理模式下开展相关研究并形成成果推广应用。

（1）研究基于信息化的骨质疏松症社区精准管理方案的实践及效果。以枫林中心及徐家汇中心各200例原发性骨质疏松症患者为干预组，随机选取徐汇区另外两家社区卫生服务中心，龙华中心及凌云中心各100例原发性骨质疏松症患者为对照组，两组均按原发性骨质疏松症诊治指南规范诊治，干预组加用骨质疏松症管理软件对骨质疏松患者档案实行精准动态管理，包括风险评估筛查、个性化健康教育资料推送、合理用药指导、康复训练指导、建立随访计划、设置随访提醒等。评价两组组内及组间在疾病知识掌握、生活方式改善、治疗依从性、症状改善、骨密度指标、骨代谢指标、生活质量、新发骨折等"生物-心理-社会"诸方面的改善情况。

（2）通过对社区专病门诊综合干预绝经后妇女骨质疏松患者的临床研究，表明骨质疏松专病门诊医师、护士对绝经后骨质疏松症患者进行药物、饮食、心理、运动、知识及自我管理等方面的社区综合管理的探索与实践，最终让研究组骨质疏松患者在骨质疏松症防治中，能够主动地采取促进健康的行为。结论证实社区骨质疏松专病门诊是一种简便、可靠、经济、安全的骨质疏松社区防治方法，从而改善绝经后骨质疏松患者其骨痛症状，提高骨密度，降低骨破坏,减少跌倒风险等,从而减少骨质疏松性骨折的发生,从根本上提高骨质疏松症患者的生活质量。

(3) 开展社区骨质疏松性髋部骨折术后患者个案管理模式。个案管理护理分为 6 步,即评估、计划、实施、协调、反馈、评价。分析和评价个案管理康复护理模式对促进骨质疏松症专病护理实践的作用,为骨质疏松症及脆性骨折管理提供临床路径并且制定规范。个案管理由多学科(MDT)团队合作,其核心围绕个案管理师(临床专病护士)进行,由他(她)们负责骨质疏松性髋部骨折术后患者的全程医护计划,实施病房-门诊-站点-家庭连续康复护理,预防跌倒再次骨折住院,持续降低骨折风险,提高患者生活质量。个案管理的康复护理模式已成功申请国家版权局著作权并在社区进行积极推广应用。

在骨质疏松项目化管理推进过程中,积极整合社会资源:

首先,积极主动把握徐汇区提供学科建设支持和资助的机会。例如,2017年徐汇区卫计委为支持社区学科建设,给社区设定 4 至 5 项的高原学科并给予学科建设经费的资助。在此背景下,枫林社区卫生服务中心就以骨质疏松为例通过打擂台争取到区卫计委高原学科立项,申请到了相应的课题项目和学科建设的资助,从而有机会把整个学科的软件硬件建设一步步提升起来。

其次,通过基于医联体全专结合,以国内骨质疏松诊治高水平的团队为标杆和标准进行资源联合,为中心提供支持和赋能,促使枫林的骨质疏松品牌建设飞速发展。为此,枫林社区卫生服务中心在徐汇区卫计委的支持下挂牌成为"上海市第六人民医院骨质疏松社区协作基地",并邀请市六医院骨质疏松科主任、中华医学会骨质疏松分会主任委员章振林教授团队入驻枫林,全面指导中心骨质疏松团队建设、业务提高、科研规划等;在中心内部开设章振林教授工作室,邀请章振林教授不定期到中心诊治疑难病例,带教指导中心专病医生。

第三,充分利用社区内部资源,如枫林街道办事处、养老院、残疾人康复站等。由于骨质疏松也涉及到老年人跌倒、康复等,因此枫林社区利用社会的一些资源来增大中心服务需求和普及率。这包括与枫林街道联合进行老年人防跌倒建设,老年人防跌倒建设的一个重要内容就是预防骨质疏松、骨折、跌倒和并发症,从而把学科建设与提高社区居民生活质量紧密结合,实现学术学科和街道资源的协同发展。

此外,枫林社区在创建骨质疏松品牌时,中心内部也需要进行人才培养和基本仪器设备配备。骨质疏松康复不能缺少这些场地和仪器设备。枫林社区以申请预算和争取政府增加投入的方式,积极主动去争取各方面的资源。在人力方面,枫林也积极引进人才,持续选送优秀医务人员到上级医院进修学习和培训,同时邀请上级医院专家下社区为居民诊治疑难疾病,带教培训中心医务人员等,促进学科发展。学科建设,包括与第三方医疗科技咨询机构的合作等,都需要资金的支持,枫林社区就通过多种途径申请学科建设项目、申请重点学科、申请各级各类课题等,通过项目的支撑、机构的匹配来获取资金支持,以此来推动学科建设和发展。

(三) 取得成效

通过骨质疏松项目化管理推进,构建了骨质疏松筛查的模式和路径,并进一步应用推广,产生了良好的社会效益和经济效益。

1. 推广应用情况:项目协助政府层面,提供了骨质疏松防治惠民服务。将防治关口前移、重心下移,实现了社区居民骨质疏松早发现、早诊断、早治疗、早康复的全过程管理,避免了重复检查、多次就诊的医疗资源浪费。截至2022年底,骨质疏松项目已在徐汇区 6 家社区卫生服务中心(枫林、龙华、凌云、康健、徐家汇、长桥)推行,辐射超 50 万社区居民。为开展社区骨质疏松症防治提供了规范化的参考,有效提高了基层医疗卫生机构开展骨质疏松症预防控制的能力,也为社区骨质疏松症路径化管理模式的探索提供了实践范例。项目可复制、易推广,可供全市乃至全国基层医疗机构借鉴和使用。

2. 经济效益和社会效益：聚焦为民服务，人群覆盖全，患者获益多，特别使社区老年人群体受益，有效体现了公立医疗基层机构在为社区居民防病治病中的公益性，经济效益也十分显著。

3. 健康教育全覆盖有创新：利用传统媒体和自媒体对社区全人群进行科普宣教、推送骨松防治知识，做好每年 10 月 20 日"世界骨质疏松日"大型科普活动等，年均受益超 2 万人次。2016 年起成立骨质疏松患者自我管理"枫骨俱乐部"，迄今已开展 70 余期活动，项目开展以来直接或间接获益社区居民累计超过 10 万人次。

4. 高危筛查信息化效率高：依托全科医生信息化骨质疏松管理系统，系统可以通过简单的年龄、性别、体重指标对 60 岁以上人群进行 OSTA 筛查，并自动判定骨质疏松风险。家庭医生全面评价骨质疏松危险因素，采取分级管理，团队给出个体化的骨健康建议，每半年 1 次随访。目前已累计完成筛查 90 899 人次，纳入定期筛查管理 29 074 人。由中心专病门诊医生及市六医院骨质疏松科专家做后续支持，筛查颇具价值。

5. 专病门诊同质化更规范：中心每周开设 2 个半天的骨质疏松专病门诊，由取得"上海市社区骨质疏松专病医师培训合格证书"的医师坐诊，并配专病骨质疏松护士协诊，2012 年至今的门诊量达 39 740 人次，累计随访管理骨质疏松达 65 485 人次。同时市第六人民医院骨质疏松科专家也每两周安排 1 次专家带教门诊，确保中心骨质疏松专病门诊与三级医院骨质疏松水平基本同质化。

6. 社会反响热烈：近三年以来，数十家单位到枫林社区卫生服务中心参观康复和骨质疏松的管理工作。2019 年，枫林中心以上海市第一名的成绩成功获批成为"中国社区卫生协会培训基地"，并每年开办以骨质疏松为主要内容的培训班为全国各社区培训骨质疏松相关人员。

7. 骨质疏松团队全面成长和成果丰硕：2018 年，中心被中华医学会骨质疏松分会授予"社区骨质疏松健康管理基地"，2018 年中心作为副组长单位参与中华医学会骨质疏松分会主持编写的中国首部《原发性骨质疏松症诊疗社区指导原则》；2019年中心作为副组长单位参与中国医师协会全科医师分会主持编写的《原发性骨质疏松症社区规范化管理方案》；2019年10月，中心《医学技术类—社区骨质疏松症综合防治能力提升项目》获"第一批中国社区卫生协会培训基地称号"；2021年5月，中心《骨松全程全位路径管理项目》获得"上海市社区卫生特色服务项目"称号；2022年9月，中心获上海市康复医学科技奖二等奖（康复科普类）（第一完成单位）；近5年来，中心获市（区）级骨质疏松相关科研项目9项，发表骨质疏松相关论文20余篇，其中核心期刊12篇。另外有3篇论文获全国康复、全科等年会优秀论文一等奖，骨质疏松管理病例在第七届海峡两岸全科年会病例分享大赛荣获一等奖。

此外，中心2018年作为第一完成单位的康复项目《医联体模式下脑卒中恢复期患者家庭康复实践与推广应用》获得第八届上海康复医学科技奖二等奖；2019年8月作为主要完成单位获上海市康复医学科技奖一等奖；2020年10月作为主要完成单位获得中国康复医学会科学技术奖二等奖。

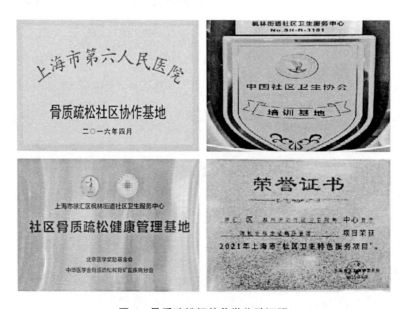

图6　骨质疏松相关荣誉奖励证明

(四) 干货经验

枫林在进行项目化管理推进的过程中,也遇到过不少压力和阻力。例如,在最开始进行项目化管理的时候,职工对项目化管理尚未达到高度认可和充分认识。因此,中心通过专家科普教育和带教,通过社会公益俱乐部等形式来提升职工的认识水平。

在项目化管理推进过程中,专业技术的输入和专业人才的培养是需要时间的。中心以"全专结合"为切入点,依托区内"徐汇区—复旦大学附属中山医院"紧密型医联体和"徐汇区—上海市第六人民医院"项目型医联体,开展"全专结合"联合业务协作、联合人才培养、联动分级诊疗、联动共享院内制剂、联建信息管理平台。同时,中心以"三个一"形式借助项目型医联体资源,开设骨质疏松专病门诊。骨质疏松专病门诊配备 1 至 2 名专病医生,依托三级医院专家和专家团队,采取"送出去"培养(选择优秀全科医生,送上级医院进修)、"请进来"提升(与上级医院专家结对,开展带教门诊)、创自身条件(配齐专病所需药品设备,设专病门诊)等举措,全面提升中心骨质疏松专病门诊诊疗水平。

项目化管理过程中也有一些通用问题需要注意。包括绩效激励、内部工作量的分配等都需要根据绩效表现,进行激励和优化;社区开展新项目还需要有安全性的把控,需要守住安全底线。开展新项目首先要确保它是安全有效的,包括人员、设备的配备和培训等。

此外,在骨质疏松的项目化管理推进中,枫林中心还参考了国内相关已开展单位的经验[17],注重从患者需求入手、多学科团队合作、建立标准化流程、设定明晰的目标和人才培养等多方面推进各项工作。

从患者需求入手:在骨质疏松管理工作中,分析患者需求,回溯到骨质疏松策略实施的初衷,即在合理用药前提下追求最好的疗效、最小的副作用和最为经济。而项目化管理的价值观念是从患者的需求入手,进行及时改进,以期满足患者在不同时期的不同需求。枫林中心项目组在组建初期就对当前国内进展和机构整体情况进行前期调研,对人员进行培训,制定可实现的目标,以期通过项目的实施,不断满足患者的需求。

多学科团队合作:骨质疏松项目化管理在最初就重视队伍的组建和不同角色的赋权,职能科室多部门形成了一支组织性强的多学科团队,共同执行骨质疏松项目,执行过程中打破传统组织界限,使得个人与组织之间、组织与组织之间更加紧密,实现良好合作。

建立标准化流程:项目化管理通过为骨质疏松策略的实施制定了标准化的制度和流程,项目的执行按照路径开展,从而使得后续实际工作具备可操作性,且操作规范而标准,有效保证了效果。通过项目化管理,将日常工作标准化,将一次性的努力转化为中心长期的收益。

设定明晰的目标:目标清晰明确,注重阶段总结及目标的实现,是项目化管理突出的特点。在枫林中心实施骨质疏松策略的过程中,正是因为运用了项目化管理,使得整个执行过程要求团队成员在保证项目成效的前提下,调用一切可利用资源实现目标,并且形成以目标为导向的评价机制,不断在项目实施进程中进行阶段性的评价。

人才培养:项目化管理的推行和实施,易于培养复合型人才,并使他们掌握一种管理方法,面对各类工作问题。而项目化管理的核心是把职能工作转化为项目,在有限的时间内调动资源实现目标,有效地完成任务。

(五) 心得体会

经过近年来项目化管理实践经验的积累,枫林社区卫生服务中心已收获了一系列的成果。例如,枫林社区卫生服务中心在骨质疏松工作管理中引入项目化管理,使中心资源分配更有效率,将有限的时间、人力、物力和财力进行有效整合,优化工作流程,提高了枫林社区的项目管理水平。

具体而言,枫林社区在骨质疏松工作的设计过程中,做到多部门分工合作、协调落实,既考虑到医疗资源和人力资源的合理使用和配比,又考虑到骨质疏松患者的就医体验和服务可及性。在项目实施过程中,治疗上做到了精准、高效、安全,收费上做到了透明、合理、价廉,服务上做到了无缝对接、无障碍。骨质疏松项目的实施也获得了良好的社会效益和经济效益,成为枫林社区的一个重点服务品牌项目。

枫林社区卫生服务中心后续还会以医疗机构管理为切入点,将项目化管理的观念与思想渗透到医疗机构管理的各个领域,打破医疗机构的职能化壁垒,对医疗机构的项目和运作活动进行科学管理。

第三篇

3

基层医疗卫生机构高质量
发展运营体系建设

随着医改逐步向深水区推进,基层医疗卫生机构的运行和管理机制也面临多重变革。现如今,社区卫生服务中心面临着家庭医生推广和高质量社区医院建设的双重运行压力。因此,聚焦重点难点问题,加强运营管理建设,优化业务运营思路,提升资源配置效率,已经成为社区卫生服务中心日益紧迫的发展命题。

面对变动不居的外部环境,始终有限的资源供给,基层医疗卫生机构亟需引入先进的组织管理理念与模式来应对一系列高质量发展难题。在前两篇中,编者已经对社区卫生服务中心高质量发展的治理与管理体系进行论述,从战略与计划的角度对高质量发展的路径进行了探索。运营管理则是一个组织正常运转的重要保障,运营水平的高低直接反映在组织的业绩指标上,因此,建立现代化的运营体系、实施高质量的运营管理对社区卫生服务中心走上高质量发展之路具有十足的重要意义。

运营管理是指对医疗服务创造密切相关的各项核心资源进行计划、组织、协调和控制,实现人、财、物、数据等核心资源精益管理的一系列管理手段和方法。其基本目标就是组织社会效益与经济效益的双丰收,重点是在满足社会医疗服务需求的前提下,提高各项资源的使用效率和效益,这就需要在机构内建立一套完备、有序的运营管理体系。在本篇中,编者将会就社区卫生服务中心业务精细化运营、职工精细化运营以及服务对象精细化运营三个方面对运营管理体系的建设展开论述,阐释机构运营体系高质量发展的内涵与外延,为提高单位时间的服务效率,降低单位成本,实现增收节支探索合理化道路。

关于机构运营体系建设部分,《国务院办公厅关于推动公立医院高质量发展的意见》(国办发〔2021〕18号)中明确指出,要健全运营管理体系:全面落实基本医疗卫生与健康促进法等法律法规,为提升医院治理能力和水平提供法治保障;整合医疗、教学、科研等业务系统和人、财、物等资源系统,建立医院运营管理决策支持系统,推动医院运营管理的科学化、规范化、精细化;以大数据方法建立病种组合标准体系,形成疾病严重程度与资源消耗在每一个病组的量化治疗标准、药品标准和耗材标准等,对医院病例组合指数(CMI)、成本产出、医生绩效等进行监测评价,引导医院回归功能定位,提高效率、节约费用,减轻患者就医负担。

第一章　业务精细化运营

第一节　高质量发展内涵

业务运营的实质是对机构输出的服务产品的计划、组织、实施和控制，以高效且流畅地实现"投入—转化—输出"的过程。《关于加强公立医院运营管理的指导意见》提出公立医院目前资源配置活动愈加复杂，亟需加快补齐内部运营管理短板和弱项，结合社区卫生服务中心服务覆盖面大、资源相对短缺的现状，建设推广精细化运营的理念已势在必行。

打造高质量的业务运营体系，首先要对自身所处的行业、输出的服务以及服务对象建立清晰的认知。

社区卫生服务中心的业务运营重点是为辖区居民和患者提供高效、便捷、安全的卫生健康服务，但其服务对象的划定，具有特殊性，其是服务某一地域的全部人群的全部健康需求，而其他医疗机构专科往往服务于某一特定的患病人群。这一显著特征，使得基层医疗卫生机构的工作内容，虽然总量不大，但涉及的面很宽，在开展各项工作时，外部协调管理的机构众多，犹如千根线穿一根针，是一类典型的开放式、扁平化、复杂巨系统。这些独有的特点，都为精准高效的运营管理工作带来挑战。

但在具体操作上，可以先遵循运营管理的基本原则，包括提高资源配置使用效益、开展数据化运营、组建专业的专职运营团队。

　　首先,提高资源配置使用效益是业务精细化运营的有效途径。在内部资源配置上,社区卫生服务中心要按照机构工作和发展的客观规律,运用运营管理的理论和方法,对机构的人、财、物、信息、时间等资源进行计划、组织、协调和控制,以充分发挥系统整体运行功能。目前,社区卫生服务中心面临快速建设和发展社区医院医疗服务能力的压力,社区健康管理中心、社区康复中心、社区护理中心以及针对性的专科专病正在如火如荼的建设中。同时,考虑到其管健康、管费用的功能定位,家庭医生签约服务推广工作对社区卫生服务中心同等重要。因此,在内部资源配置问题上,二者兼顾不如二者联动,建立全专联合的机制:家庭医生为社区专科专病提供服务对象来源,专科专病为家庭医生提供技术保障,提升家庭医生的服务质量,以此实现1+1>2的运行效果。

　　在外部资源配置上,社区卫生服务中心的业务精细化运营需高效利用组织外部的可用资源,以达到资源配置最优化和最佳综合效益,满足患者医疗服务需求。如社区专科专病与二三级医院专科有双向转诊机制和协作关系,应积极利用现有政策优势,引进人才、设备等医疗机构的基本元素,推动机构业务水平升级、服务能级升级。

　　成本管控,同样是提高资源配置使用效益的重要手段。正如"好钢要用到刀刃上",精细化运营就意味着将开支花到实处。社区卫生服务中心以往注重粗放式的规模性扩张,但效益转化比有限。面对未来收支平衡、略有结余的发展要求和经济压力,社区卫生服务中心需要通过精准判断,投入合理资源,提高资源配置使用效益,以社区卫生服务中心能够获得可持续发展能力为目标,向质量发展转变。具体来说,在业务设计层面,需要对自身所管辖的地域、居民信息做充足的调研,根据实际情况、居民的需求制定业务发展计划,拒绝不必要的社区医院专科专病建设以及冲动性的医疗设备购买。在业务流程层面,机构需明确业务团队的服务顺序,建立患者从入院到出院的全服务流程,减少机构内部业务团队之间的资源消耗。在业务执行层面,大力推进社区卫生服务中心一体化数字平台的搭建,科学调配物资耗材,以减少物料的损耗。

其次,数据化运营是业务精细化运营的重要途径。数据化运营往往包含运营结果、异动分析和管理建议三个要素,通过保证数据真实全面、异动归因正确、建议合理可操作,来提高运营分析质量,为机构业务精细化运营提供数据支持。

运营结果方面,机构日常的生产经营活动会产生大量的数据,这些数据可以反映机构哪些方面发展比较好、哪些方面发展不够好。利用这些数据进行横向和纵向比较,从而做出客观评价。通过对机构各业务部门的运营数据(如门诊人次、首诊率、复诊率、签约率等)以及整个机构的数据(如收入分析、成分分析、运营结果指标)进行分析,就能得出目前机构发展的优劣,从而制定下一阶段的重点工作计划。此外,数据化运营对业务精细化运营的益处还体现在日常数据监测与异动分析。数据库的建立有助于机构监测自身的运营指标,将各条业务线的行为进行准确的记录与分析。

异动分析方面,在无特殊情况下,机构的运营数据往往会处于相对稳定的上升状态,异动分析的意义在于当数据指标出现非自然波动时,机构能够快速地定位到问题所在,进而探索调整与改进的方案。因此,异动分析是数据化运营的重要内容,归纳经验、提出建议并落实到业务层面。对于良性异动要总结规律、举一反三,应用到其他方面;对于不良变动,则要给出改善的建议。

管理建议方面,管理建议往往涉及三个方面,即提高能力、搭建平台和建立机制。通过记录业务部门每一个节点的数据、状态等信息,形成数据流、信息流,促进运营管理的全覆盖和全过程记录与管理,提升机构的业务精细化运营水平。

第三,组建专业的专职运营团队是业务精细化运营的重要抓手。传统社区卫生服务中心运营管理职能往往由医务或财务部门兼任,无法有效发挥运营团队的真正职能。因此,引入专职的运营团队,结合机构整体发展战略,站在全机构运营管理的角度,为机构的业务部门做好运营管理和协调控制工作,具有很大的必要性,并有望起到事半功倍的效果。具体操作上,可打破原有的由财务或医务人员兼职从事运营管理的零碎支持模式,组建医疗、财务、运营、信息等多专业融合的人才队伍,建立规范、科学、高效的业务精细化运营制度。培养具有管理思维的运营管理人才,深入到医疗业务的最前端,主动实现下沉式服务,改进医疗服务作业流程,提升运营效益。加强运筹学、经济学、管理学相关学科知识的学习,加强运营管理工具与方法的应用。最终,使得运营分析人员娴熟掌握、系统应用战略规划、目标管理、预算管理、成本管控、绩效考核等工具和方法,能够通过运营数据和财务数据解读业务、发现问题、给出建议,同时还会使用经济规则保障、引导、约束业务活动,实现业务与财务协调驱动价值创造。具体实施时,可按照管控的层级开展运营分析。在岗位级层面,如对基层岗位,实施多维度、多层次成本核算,并将业务指标、成本结果和岗位挂钩,促进职工端正态度,提升技能。在流程级层面,如对供应链业务,实行同行业运营分析,开展有效的目标分解与考核,实现流程的持续优化、供应商的科学遴选与管理。在战略目标层级,应合理运用战略管理工具、精细的资源配置、合适的绩效考核,保障战略事项能够落地,使战略目标得以实现。

第二节　枫林表现-业务精细化运营

枫林社区卫生服务中心为实现业务精细化运营,从家庭医生模块、社区医院模块、全专结合模块、主导开发模块、系统迭代模块五个方面梳理了机构目前的业务,并制定了高质量发展新时期机构的业务运营计划。

首先枫林社区卫生服务中心梳理了家庭医生团队的业务流程,并对团队内部的分工进行了界定。家庭医生团队业务流程主要围绕社区动员、社区筛查、社区诊断、社区干预、社区随访展开。目前,枫林社区在家庭医生建设中已初步建立整体运行机制,能够完成一级预防、二级预防和三级预防(即动员、筛查、诊断、干预、随访)的规定动作,签约率保持稳中上升趋势,居民满意度也较高,部门之间存在协作关系,存在转诊模式。社区动员、社区筛查、社区随访由家庭医生团队助理完成;社区诊断和社区干预环节由家庭医生完成。

在社区医院模块,枫林社区卫生服务中心响应《国家卫生健康委关于全面推进社区医院建设工作的通知》《上海市推进社区医院建设工作方案》等一系列文件要求,开展社区医院建设。梳理了自身的业务设计(社区居民的需求与疾病谱)与组织架构,了解目前已有资源条件与在建病种之间的匹配性。在此基础上,调研社区居民需求,结合卫生经济效益与社区现实情况及突出特色的考量,对特色技术的建设,提出方案并论证可行性后,提出社区医院标准化建设方案。

在全专结合模块,枫林社区卫生服务中心分别从家庭医生、单病种服务体系建设、全专结合流程三个方面对自身现状进行分析,将家庭医生与社区医院在职能上做到清晰区分,在流程上强调紧密合作。对家庭医生与社区医院专科专病的职能、分工进行梳理,建立机构内部转诊、机构外转诊的机制,明确各团队以及外部资源所提供服务的内涵,进而探寻整改方案,以各业务模块的发展推进机构整体的高质量发展。

在主导开发模块,枫林社区卫生服务中心通过职能决策和运营开发两个步骤制定自身的业务开发流程。在职能决策部分,由中心主任主导分析外部可用资源,协调内部资源,确立项目总负责人的位置、确定新业务的具体方向;随后将项目开发进度与安排交付执行负责人,由相关职能科室监管项目具体执行,并定期向总负责人汇报;最后,各参与团队按部就班完成自身承担的任务。在运营开发模块,首先需要进行市场调研,调查患者和家属对病种服务的需求和期望,收集中心和医生的资源和能力,以确定最佳的服务内容和流程。其次,在任务执行过程中保障协作顺畅,在团队内部,需要确定职责和任务分配,以保证高效的建设进度。在团队外部,需要建立与机构、患者、媒体的联系与合作,以吸引更多的患者并宣传新业务。最后,机构积极宣传新业务的建设,在组织范围内,开展培训和推广活动,将单病种服务体系建设的优势和实际效果向内部人员介绍和推广,建立并维护知识库,以便内部人员了解新病种相关知识。在组织之外,进行广泛的宣传,包括医学会议、社区讲座、患者群体等。更重要的是利用媒体进行广告宣传,利用社交媒体进行线上宣传,塑造机构和单病种服务品牌形象。

在系统迭代模块,枫林社区卫生服务中心开展自身医教研循环建设。在制度上,确定医教研工作主要由医务科主导,在整个组织层面规划机构的教学与科研工作。此外,中心要求每个科室积极打通内部的医教研联动,并与科教科保持密切沟通,寻求资源对接和信息共享。通过全院医教研大循环与各科室医教研小循环,打造枫林社区卫生服务中心的 LHS 系统。

第二章 职工精细化运营

基层医疗卫生机构职工精细化运营，其根本目的在于充分发挥机构每一个体的力量，并在此基础上相互配合，推动整个机构的高效运行。职工精细化运营往往依托于高效的人力资源管理。基层医疗卫生机构的人力资源，包括了机构中的管理人员、技术人员等，根据工作内容、制度和职能等方面，可以将其分为几种类型，分别是：卫生专业技术人员、管理人员、工勤人员等，各层次人才组成完整的基层医疗卫生机构人才队伍。

在医疗机构中实行职工精细化运营的重点在于对职工进行开发、分配和使用，充分发挥其积极的职能，从总体上提升其能力的运用水平，为机构的发展注入新的活力。同时，医疗机构在进行职工精细化运营过程中，也需要结合医疗机构自身发展的战略要求，有计划、有针对性地进行人力资源规划。例如，通过开展招聘、培训、绩效考核、薪酬福利管理、职业生涯规划等方式，充分发挥人员潜能，以便为机构创造更好的价值，从而促进组织战略目标的实现。

在当下要求医疗卫生机构高质量发展的背景下，人才优势是机构在竞争中最重要的优势[18]。在高质量发展的新阶段，加强对于人才的管理，对于提升医疗卫生机构的竞争能力具有十分重要的意义。只有这样，才能对机构的健康发展起到积极的推动作用。因此，在基层医疗卫生机构高质量发展中，亟需对这一方面的管理工作给予足够的重视。

第一节 高质量发展内涵

　　基层医疗卫生机构在人力资源管理方面往往容易出现这一现象:职能部门引领机构发展的机制未建立,对科研的理解和管理治理水平较低,未上升到科教兴院层级,在业务部门人力资源需求、相关部门联络影响的把控上较弱,未主动加入机构整体建设发展治理队伍。

　　《国务院办公厅关于推动公立医院高质量发展的意见》(国办发〔2021〕18号)也提出要,"关心关爱医务人员。建立保护关心爱护医务人员长效机制。改善医务人员工作环境和条件,减轻工作负荷,落实学习、工作、休息和带薪休假制度,维护医务人员合法权益。鼓励基层医疗卫生机构通过设立青年学习基金等多种方式,关心年轻医务人员成长。健全职工关爱帮扶机制,切实解决医务人员实际困难。建立医务人员职业荣誉制度。加强医院安全防范,强化安保队伍建设,完善必要安检设施。将解决医疗纠纷纳入法治轨道,健全完善医疗纠纷预防和处理机制,依法严厉打击医闹、暴力伤医等涉医违法犯罪行为,坚决保护医务人员安全。"

　　上述高质量发展文件内容可能涉及组织架构的设置与调整、职工关怀等人力资源板块。实际上,从更宏观角度看待基层医疗卫生机构的人力资源建设,除上述模块之外,还包含职工智力的开发、职工文化素质以及思想道德的提高,人力资源管理应不仅重视职工既有能力的发挥,更重视对职工潜力的挖掘。从组织管理角度来看,人力资源管理包括基层医疗卫生机构对人力资源的预测与规划、组织和培训等内容。从用人层面来看,其主要包括对人力资源的甄选、配置和利用,注重对机构和职工之间的关系进行调解,保证双方价值观统一,并促进机构战略目标和职工职业目标的共同实现。

　　总体而言,基层医疗卫生机构人力资源管理围绕如何对机构内成员进行管理,可细分为人力资源管理系统的六大模块,包括人力资源规划管理、招聘配置管理、培训开发管理、薪酬管理、绩效管理、职工关系管理[19]。六大模块侧重点各不相同,人力资源规划管理,可以说是人力资源管理工作的综合指引,它决定了人力资源管理工作的主要目标与方向;招聘配置管理主要是吸引并合理地将人员配置到匹配的岗位上;培训开发管理主要是帮助职工胜任工作并发掘职工的最大潜能;薪酬管理是激励职工的最有效手段;绩效管理是合理评价职工的工作产出;职工关系管理是维护机构和职工的共赢关系。

各个模块的具体工作方向细分如下。

一、人力资源规划管理模块,主要工作包括:人力资源战略规划;组织机构的设置与调整;工作分析、工作评价与岗位设置;职位级别、类别的划分,职位体系管理;人员编制核定;人员供给市场分析;人力资源制度的制定与修订;人力资源管理费用预算的编制与调整;人才梯队建设。

二、招聘配置管理模块,主要工作包括:招聘需求分析;招聘程序和策略;招聘渠道分析与选择;招聘过程实施;招聘中的特殊政策应对与应变方案;离职面谈。

三、培训开发管理模块,主要工作包括:机构内部培训需求调查与分析;培训计划的制订与调整;外部培训资源的考察与选择;培训内容的开发与设计;培训的具体组织与实施;培训效果的评估;培训建议的收集与工作改进。

四、薪酬管理模块,主要工作包括:薪酬策略的制定;岗位评价与薪酬等级的设置;内外部薪酬调查;薪酬总额预算制定与调整;薪酬结构设计;薪酬发放与成本统计分析;福利计划的制订与福利项目设计;福利的执行。

五、绩效管理模块,主要工作包括:激励策略的制定;绩效管理方案的设计与调整;绩效考评的具体实施;绩效管理的面谈;绩效改进方法的跟进与落实;绩效结果的应用。

六、职工关系管理模块,主要工作包括:及时掌握国家和地区最新的劳动法规与政策;劳动合同管理;职工入职、离职、调动、转正、调岗等的日常管理;特殊职工关系(例如劳动纠纷、集体劳动合同、罢工等)的处理;职工信息的保管与更新;职工心理辅导;职工关怀。

除以上人力资源管理的主要工作外,在现实医疗卫生机构的人力资源管理中,可能还会涉及另外一些工作,如人力资源自身的队伍建设、集体合同的管理、工会的管理、外包人员的管理以及人力资源业务外包等。这些工作都在人力资源管理的范围内,但具有一定的个性化,并不是每个机构都会存在所有的情况,因此,没有列入常规人力资源管理模块的工作内容中。

同时,在基层医疗卫生机构实际运营过程中,人力资源管理的六大模块之间是密不可分的,六个模块之间相互衔接、相互作用、相互影响而形成一个整体的体系。首先,人力资源规划是基层医疗卫生机构人力资源管理的起始点,通过规划明确了人力资源管理的战略,确定了机构整体架构、人员需求及岗位要求;其次,以科学的人力资源规划为基础,招聘配置工作才能解决组织的人员吸引、人岗匹配问题。第三,机构将人员引入后能否将人员转化为资源,主要取决于对人才的培训与开发。第四,人员引进并培训开发后,薪酬作为一个激励的关键要素必不可少,也是保留职工的基本要素。第五,在人员使用中,绩效管理是解决如何用人的问题,合理的绩效管理能够全面评估人员的产出、潜能,并帮助人、提高人。最后,劳动关系管理将管理人、裁人形成法律和人性化的具体操作,最终形成一个闭环,帮助机构实现合理化的人力资源配置的有效循环。

综合来看,人力资源管理是整体性的、不可分割的。因此,在基层医疗卫生机构高质量发展的进程中,人力资源管理的六个模块、各个环节需要做到统筹兼顾,任何一个模块的缺失都可能会影响整个人力资源管理系统的运行。

第二节　枫林表现-职工精细化运营

枫林社区卫生服务中心通过职工精细化运营,形成了雄厚的人才梯队,所采取的重要措施如下。

（一）制定行之有效的人力资源管理规划

为推进职工精细化运营管理工作,枫林社区卫生服务中心结合机构中长期发展目标,制定了本机构的人力资源管理规划,保证人力资源管理充分服务机构现代化。

其一,建立科学的人力资源理念。从机构决策层出发,营造加强人力资源管理的氛围是每一位管理者必须掌握的职能;同时力争转变每一位职工的管理思想,为机构高质量发展添砖加瓦。加快机构从管理观念、管理模式、管理重心等方面进行统筹策划,建立现代医院人力资源管理体系。

其二,职工精细化运营要求必须转变被动人事管理思路。以机构未来发展规划为依据,提升人力资源的重要性等级,由中心决策层发起,管理层执行,促使人力资本变成人力资源,从传统的被动反应型人才配置模式转变为主动开发型人才引进方式,注重人与事的适应性,促进人和机构的有机结合;

其三,改善中心人力资源规划体制。以中心愿景发展规划为指向,开展中心各科室、各学科人才需求和外部供应的调研,缓和院内人员需要和供应的矛盾。此外,中心重视人力资源管理费用预算管理,为后期人力资源管理工作开展提供资金保障。制定合理的内部竞争机制,保证机构人才竞争的科学性、公平性和规范性,提升职工工作主动性,提高中心管理效果和业务水准。

（二）优化机构现有的选人用人制度

选人用人制度的构建,是职工精细化运营的重要前提,高质量发展要求机构快速对当前机构选人用人制度进行优化,保证人才管理公开、平等、竞争、择优,为机构中长期战略发展奠定良好的基础。

其一,保证机构选人用人制度的公开性。中心在选用需求的人才时,既应用机构内部的公开选拔机制,又会结合市场人才供给情况,面向社会公开招聘。在对内人才选拔中,不仅关注竞选者已有的经验和成就,还综合其职业素养、上升空间和培育价值;在面向机构外的招聘中,中心敢于突破行业限制、地区限制和机构限制,落实人职匹配的精神,让专业的人做专业的事,重视拓宽人才招聘的范围,为机构招徕高精尖人才。

其二,保证机构选人用人制度的平等性。中心对所有在职职工及对外录用人才同等看待,只要满足中心长期战略的,满足相应岗位业务需求的,学历、经历和资质能符合机构岗位需要的,都给予其应聘机会。

其三,保证机构选人用人制度的竞争性和择优性。中心无论是对内提拔或是面对社会开放聘用,只要满足聘用的岗位条件,具有对应的学历、资质和经历就可以开展一岗多应,择优排序录用,达到最优人才的选录。在透明、公平的比拼中选择人才。建立背景调查、岗位考评、制订岗位说明和岗位规则等基本要求,并在录用人员时严谨遵循录取流程并达到相应考评测试的条件,保障中心能够选拔到符合自身发展需求的高质量人员。

(三) 合理、透明、公正的绩效考核制度和薪酬体系

枫林社区卫生服务中心基于机构现实情况制定的合理、透明、公正的绩效考核制度和薪酬体系是调动机构和医务人员积极性的基础,也是新医改提出的维护机构公益性,提高医疗服务质量的前提。

首先,形成以工作量和工作质量为导向的绩效工资分配方式。传统绩效工资分配主要采取将从业者薪酬和业务收入挂靠、提成的方式,绩效工资分配体制应当调整过往以收益为指向的形式,改变为以作业量和效果为指向的分配形式,在制订绩效考核方案的同时,需把作业量和效果彻底纳入考核中,并提高相应的比例。

其次,根据不同岗位设置分类考核机制,对职工实行 360 度绩效评估。深入健全内部考评机制,按照专业水准、管理、出勤等职务的特征,开展分门别类的考察。职工考核不仅仅通过直接上级,还要增加间接上级、平级、下

级、患者和自身开展全面的评价,评价指标覆盖工作热情、工作能力、服务效果等 360 度全方位评估,确保评估更具民主性。

最后,薪酬体系和岗位晋升制度与绩效考核挂钩,形成高效合理的人力资源激励机制。薪酬和岗位调整严格按照考察结果,在薪酬构成中按劳分配、按优分配,着重倾向于重要职务、业务骨干和产生重要成果的职工,保证机构绩效考核与薪酬挂钩,实现薪酬、岗位晋升的科学性、公开性和公正性。

(四) 促进职工成长的培训机制

中心作为职工职业生涯得以存在和发展的载体,必须为每一个职工提供一个不断成长以及挖掘个人潜力和发挥特长的机会,通过为职工提供良好的个人发展空间,让他们获得事业的成功与满足感,这样职工才能体会到机构对他们的尊重。枫林社区卫生服务中心为实现职工精细化运营,促进职工的快速成长,制定了多元化、个性化的人才培养模式。机构人才的培养途径也不仅仅局限于正规院校教育、继续教育和在职培训等几种形式,组织内部的培训与交流同样是人才培养的重要途径。

枫林社区卫生服务中心一方面依托中心的实训基地,制定培训计划,采用标准化的培训体系,完成每月一次的业务培训,定期进行考核,提升组织成员的科研能力水平、业务能力水平。另一方面,建设中心自己的知识共享体系,在讨论与沟通中令不同思想碰撞,形成带有枫林特色的成果。

(五) 建立以机构文化为导向的管理体制

职工的精细化运营需要建立自己的组织文化。组织文化对职工的价值观念和思维方式具有重要的导向作用。组织文化与人力资源管理相结合的可能性还在于组织文化的二元性特征。组织文化也是一种管理,着眼于优化人的思维、观念、意识和行为习惯的软管理。它只有与人力资源管理制度、管理措施、管理办法和管理过程相结合并渗透其中,才能真正发挥其"活灵魂"的作用。在组织文化导向下的人力资源管理往往更有效率。

枫林社区卫生服务中心立足"我为群众办实事"的服务理念,为社区居民输出卫生健康服务。同时,机构也将为群众办实事当作人员考核的标准之一,将居民在享受服务中的体验当作考核职工工作的指标。

(六) 信息化平台推进人力资源管理

枫林社区卫生服务中心计划进一步利用信息技术为支撑的管理平台,加强机构人力资源信息化管理与建设。当前我国已基本全面步入信息化时代,新时期,枫林在开展人力资源管理工作的过程中,也需要依靠信息化手段的支持,以信息化建设为依托实现对传统人力资源管理模式的创新。因此,必须进一步加强枫林机构人力资源信息化体制构建,提升人力资源管理效果,使人力资源管理人员逐渐从繁杂的日常事务中解脱出来,将工作的重心转移到为机构职工服务和支持机构发展管理的战略上。

其一,搭建人力资源数据集中化平台,实现人力资源数据的集中化管理,通过部门间高效协同,提升不同科室信息共享效率,改善职工服务质量;

其二,全面实现人员档案信息化,保证人员信息获取的及时性和完整性,以便于管理部门日常对数据的调取和查询,提高档案信息的利用度;

其三,促进休假、考勤和薪酬管理信息化。引入线上考勤、休假管理系统,对职工休假考勤数据进行自动化管理,减轻人力资源管理人员核对数据的工作量,保证数据准确性。同时,根据机构薪酬计算规则实现薪酬管理信息化,并通过绩效、考勤与薪资联动和公式自动计算,确保薪资管理更加具体、高效。

为促进机构高质量发展,枫林社区卫生服务中心未来还会进一步强化优化人员配比、人员要求、EHR 评级、教学任务、科研任务、机构文化等内容项目。在目标任务和举措方面,将辅助性岗位人员转交第三方外包公司管理,以降低在编在岗人员数,提高卫技人员比例;通过自主招聘及人员结构调整,提高医护比。此外,责任落实到相关科室和领导,"卫技人员配比""医护人员配比"指标科室负责人为人事科科长,班子负责人为中心主任,做到各方责任明确,职责分明。

第三章　服务对象精细化运营

　　服务对象运营是指以服务对象为中心,依据服务对象的行为而采取相应的运营维护策略,维系医疗机构和服务对象之间的关系,搭建服务对象的成长体系。

　　尽管基层医疗卫生机构具有公益属性,但在以公益性为主导的同时,也要兼顾经营性,这样才能保障机构的长期平稳运行,才能为百姓提供更高质量、更具满意度的医疗健康服务。因此,从这个层面来说,服务对象也是医疗机构的生命之源。有了服务对象,机构才会有业绩,而有了业绩,才能支撑起机构的长期运营输出,因为服务对象是直接为机构创造社会效益和经济效益的群体。

第一节　高质量发展内涵

　　基层医疗卫生机构进行服务对象精细化运营,需要做到开源和节流。开源,主要是指扩大服务对象规模;节流,主要是指保持现有规模,避免服务对象流失。

　　开源和节流同等重要。但通常来说,开发新服务对象的工作量相比于维系原有的工作量要大,医疗行业同样如此,因此,维护好现有服务对象并形成口碑效应,比开发新对象更具成本效益。这也是机构通常努力争取服务对象忠诚度,并致力于与他们建立持久关系的原因。研究表明,吸引新服务对象的成本是保持一个现有服务对象的成本的五倍[20]。一个医疗机构若是很重视新服务对象开发,却不重视老服务对象的维护工作,也会造成机构的服务对象流失,久而久之就会给机构运营带来巨大损失。

讲到服务对象运营,又不得不提的一个市场营销概念——客户关系管理。医疗行业中,服务对象就是医疗机构的客户。在当今这个竞争激烈的时代,机构与服务对象之间的关系变得越来越重要。客户关系管理在机构节流乃至开源管理中都占据着非常重要的地位。它是一种战略性的商业管理方法,旨在建立并维护机构与服务对象之间长期稳定的关系[21]。它通过有效地整合机构的资源和技术手段,帮助机构了解服务对象需求,提供个性化的服务,从而提高服务对象满意度和忠诚度。

忠诚的服务对象对于一个组织在市场上的生存至关重要。服务质量被认为是提高患者忠诚度的重要因素。服务质量与患者忠诚度之间的关系证明了提高服务质量以开拓和留住患者并扩大市场份额的战略重要性。高质量的服务可以吸引新的患者,留住现有患者,甚至会使远处的患者慕名而来。而当服务质量评估为肯定时,正是服务对象的期望行为意图增强了他们与医疗机构的关系。期望的行为意图是向他人讲说关于医院的积极的事情,向他人推荐提供者或服务,并忠于医疗机构。有令人信服的证据表明,当患者在医院接受高质量的服务时,他们将来更有可能返回同一家医院,对他人说一些正面的话,并推荐给他们的亲朋好友。来自朋友,亲戚和其他患者的推荐是选择提供者的重要信息来源。

此外,医疗机构的市场营销运营管理者已将满意的患者口碑相传,作为对医生和医院服务最有效的广告方法。患者对医疗行业中服务质量的看法与忠诚度之间的具有积极关系,而人际服务质量与患者忠诚度之间存在正相关关系。因此,如果基层医疗卫生机构的目标是提高患者的忠诚度,建议要从改善质量上进行努力,主要集中在成本的合理化、护理的及时性、性能的准确性以及加强医师、护士和其他人员的人际关系和沟通技巧。

以下详细探讨为什么客户关系管理在机构运营管理中具有极高的重要性。

首先，客户关系管理有助于提高服务对象满意度。基层医疗卫生机构的成功与否很大程度上取决于其服务对象也即患者的满意度。客户关系管理可以让机构更加了解患者的需求和偏好，进而提供个性化的产品和服务。通过客户关系管理，机构能够建立一个完整的患者档案，包括患者的既往病史、偏好、投诉和建议等信息，从而更好地满足患者的需求，提高患者的满意度。当患者感到满意时，他们更有可能继续接受该机构的服务，同时还会向其他人推荐该机构。

其次，客户关系管理有助于提高服务对象忠诚度。在竞争激烈的市场中，患者忠诚度对于医疗机构的长期发展至关重要。客户关系管理通过建立和维护良好的服务对象关系，增强服务对象与机构之间的信任和互动，从而提高服务对象的忠诚度。服务对象忠诚度意味着服务对象对于机构的品牌和产品有强烈的认同感，在面对竞争时更有可能选择机构的产品或服务。一个忠诚的服务对象不仅会继续购买机构的产品或服务，还会成为机构的品牌大使，通过口碑传播帮助机构发展壮大。

第三，客户关系管理有助于提高医疗机构的业绩。好的管理能够让机构更好地了解社区居民的服务需求和意愿，有针对性地开展特色专科专病建设，提高社区医院的客流量。客户关系管理还能够帮助机构发现和利用机会，通过精准的服务对象定位和个性化服务输出，提高社区医院的复诊率。

第四，通过客户关系管理，机构能够建立良好的居民基础与服务输出体系，提升社区卫生服务中心的知名度，从而实现更高的品牌效益。

第五，客户关系管理还能够帮助机构提高产品创新和服务水平，使得机构能够不断收集服务对象的反馈和建议，了解服务对象对于产品或服务的需求和期望，及时进行改进和创新。

最后,客户关系管理还能够加强机构与服务对象之间的沟通和互动,提升机构的服务水平。

综上所述,客户关系管理在机构管理中的重要性不可低估。它可以帮助机构提高服务对象满意度和忠诚度,提升机构的知名度与业绩,促进产品创新和服务水平的提升。随着信息技术的发展和应用,客户关系管理变得更加精细化和个性化,为机构与服务对象之间建立更加紧密和长久的关系提供了强大的工具和支持。作为机构管理者,应该高度重视并积极推动开展管理服务对象关系,以提升机构竞争力和可持续发展能力。实际上,关于提升患者或服务对象对医疗机构服务满意度相关的内容,高质量发展文件中也多次提及。例如,《国务院办公厅关于推动公立医院高质量发展的意见》(国办发〔2021〕18 号)在"建设公立医院高质量发展新文化"部分指出,"强化患者需求导向。坚守纯粹医者信念,尊重医学科学规律,遵守医学伦理道德,遵循临床诊疗技术规范,为人民群众提供安全、适宜、优质、高效的医疗卫生服务。持续改善医疗服务,推行分时段预约诊疗和检查检验集中预约服务,开展诊间(床旁)结算、检查检验结果互认等服务。加强患者隐私保护,开展公益慈善和社工、志愿者服务,建设老年友善医院。加大健康教育和宣传力度,做好医患沟通交流,增进理解与信任,为构建和谐医患关系营造良好社会氛围。"同时,《公立医院高质量发展促进行动(2021—2025 年)》在"能力提升行动"部分也指出:要实施患者体验提升行动。推动公立医院"以疾病为中心"向"以健康为中心"的转变,建立患者综合服务中心(窗口),推进健康管理、健康教育、疾病预防、预约诊疗、门诊和住院等一体化服务,形成公立医院医防融合服务新模式。建立健全预约诊疗、远程医疗、临床路径管理、检查检验结果互认、医务社工和志愿者、多学科诊疗、日间医疗服务、合理用药管理、优质护理服务、满意度管理等医疗服务领域十项制度,中医医院深入实施"方便看中医,放心用中药"行动,医疗服务指标持续改善。建立针对疑难复杂疾病、重大突发传染病等重大疾病的救治与管理制度,形成患者接诊、治疗、转诊、管理的科学流程。不断加强胸痛、卒中、创伤、危重孕产妇、危重儿童和新生儿等救治中心建设,构建快速、高效、广覆盖的急危重症医疗救治体系。以医联体为载体、以信息化为支撑,不断增强医疗服务连续性,将患者安全管理融入医院管理各个环节,实现持续改进。做好医患沟通,完善医疗纠纷预防和处理机制。

最后需要注意的是:在服务对象的获取和所属上,基层医疗卫生机构有一个显著区别于其他行业和其他类型医疗机构的特征,即家庭医生签约。在基层,传统市场千难万难的客户寻找和绑定,由政府用政策为其背书,明文要求辖区居民和属地家庭医生签署签约服务协议,且基层医疗卫生机构的服务对象,在法律上,被约定到由辖区内的社区卫生服务中心提供卫生健康服务,因此,基层医疗卫生机构从理论上,并不存在获客困难,最重要的反而是如何维护好辖区居民健康和规范居民就诊行为。

第二节 枫林表现-服务对象精细化运营

枫林社区卫生服务中心在服务对象运营管理过程中,既注重开源,也注重节流。主要途径措施有以下:

(一)家庭医生模块。

业务流程主要围绕社区动员、社区筛查、社区诊断、社区干预、社区随访展开。相关举措使得家庭医生签约率、居民满意度保持稳中上升趋势,部门之间存在协作关系,存在有转诊的模式。同时,枫林社区通过"先枫汇"党建工作,广泛联络辖区居民和企事业单位员工,并开发"先枫社区行""先枫校园行""先枫园区行"等活动栏目,迅速增加服务对象,并通过志愿服务,建立了良好的签约服务关系。

（二）新媒体运营模块。

枫林社区卫生服务中心十分重视新媒体运营工作，由中心综合办公室牵头联合医务科、门诊办公室、护理部、公共卫生科、社区团队等部门负责相关运营工作，有专人负责公众号等新媒体的日常运营和维护，以此提升机构的影响力。此外，运营部门负责公众号、科普短视频线上接诊的拍摄及文案策划工作、品牌自媒体的深度运营，深入发掘和分析服务对象需求与喜好，提升自媒体影响力及服务对象活跃度，包括服务对象调查、内容产出、投放渠道、数据反馈、调整优化等；研究新兴社会化网络营销应用平台及手段，扩展各自媒体账号粉丝量引入渠道，提升服务对象活跃度，增加粉丝量等。

（三）营销宣传模块。

枫林社区卫生服务中心结合自身发展沿革与优势，积极利用整合营销手段提高机构的知名度与声誉度，具体表现如下：

1. 按照"明确优势项目，打造品牌科室"的思路，做好机构品牌科室、重点专科、特色项目的推广和提升工作，力争建立几个社会知名的科室和专科。

2. 与各级媒体加强联系，做好机构各种宣传资料，让更多人了解机构、认识机构。

3. 积极参加各种学术活动，在条件允许的情况下，主办或协办相关培训、学术交流、论坛等活动，展示机构品牌形象。

4. 积极与相关医疗和机构管理学术组织和学术期刊建立广泛联系，在行业内媒体发表文章，在学术会议上交流文章，尽可能利用各种机会介绍机构的技术、管理、改革和发展。

5. 在周边单位和社区开展"健康教育促进行动"，有针对性地开发一批健康教育课程，并与宣传机构特色和优势有机结合。

6. 推动和支持中心业务骨干扩大知名度，为中心业务骨干在各种学术场合提供学习和培训的机会,为其成为各级各类学术团体的专业成员等创造条件,不断提高中心的学术影响力。

(四)高质量服务模块。

枫林社区卫生服务中心在开展业务服务过程中以服务对象为中心,注重患者的服务体验,想患者之所想,打通意见反馈通道,并定期迭代升级服务质量。具体表现如下:

1. 健康档案管理:包括患者个人健康档案和家庭健康档案两种,其中个人健康档案包括个人的所有基本资料,以及生活习惯、饮食习惯、烟酒情况、锻炼情况、既往史、过敏史等。家庭健康档案主要包括患者家庭成员基本情况、家庭病史等。

2. 满意度调查:借助第三方对患者满意度调查结果,了解患者对中心的医疗水平、医疗环境、医生、护士、相关工作人员服务态度以及患者的意见和建议等,及时进行整改,使机构的服务更趋于完善、全面。

3. 随访记录:预先制定随访计划,根据随访计划对患者进行相应慢病随访、术后随访、普通关怀随访等,并建立相应随访记录,登记每一次与患者的随访记录,同时更新随访计划,提高随访质量与患者的满意度和忠诚度。

4. 患者投诉管理:中心开通患者投诉通道,公布投诉电话、信箱,建立方便患者的投诉处理流程。设有专人负责患者的投诉接待工作,并对投诉问题规范记录。当收到现场投诉时,门诊办公室即刻介入了解情况,协调解决问题;如现场未能解决或收到电话、信箱投诉,相关人员会持续跟进,并通过电话向患者反馈处理结果。一般于 5 个工作日内向投诉人反馈处理情况,涉及多个科室,需组织、协调相关部门共同研究的投诉事项,于 10 个工作日内向投诉人反馈处理情况或处理意见。若因问题复杂需增加时间进一步调查时,事先向投诉者告知。通过建立医患沟通体制,增强医患交流,减少医疗纠纷,改善医疗服务,提高机构服务质量。

　　通过上述精细化的服务对象运营服务,枫林社区卫生服务中心形成了"有特色、有温度、高质量"的服务对象运营体系,极大地提高了枫林社区在居民心中的满意度,增强了居民对枫林社区的忠诚度。

第四章　实践分享

第一节　实践分享-精细化运营体系

(一) 契机缘由

2021年12月,上海市人民政府办公厅发布《关于推进上海市公立医院高质量发展的实施方案》意味着医疗改革步伐的持续迈进。同年10月份,枫林社区卫生服务中心被纳入上海市公立医院高质量试点单位,也意味着枫林社区卫生服务中心需要改变原有粗放式运营模式,通过精细化运营体系建设提升实际管理效率,确保中心在医治效率、服务质量、服务环境、病患费用、经济效率等方面得到全面改善。枫林中心清晰地认识到试点单位的责任所在,更需要不断加强技术培训和干部素质建设,不断提升精细化管理水平,使管理体系更加完善成熟,发挥试点单位的示范带头作用。

(二) 建设过程

枫林社区卫生服务中心精细化运营体系建设表现在三大主体维度上,分别是业务精细化运营管理、职工精细化运营管理和服务对象精细化运营管理。

1. 业务精细化运营管理

业务精细化管理方面,中心进行了精细化流程管理,即对医疗服务的各个环节进行细致梳理和精细化管理,包括医护质量、病历管理、药品管理等。此外,还进行了精细化管理信息化,依托信息化技术对医疗服务进行精细化管理,包括医疗信息系统、电子病历系统等。在预算管理方面,也进行了提前精细化的预算,提前 2 至 3 年谋划打预算。

例如,在康复科的业务开展上,中心借助医联体资源,以人才培养、业务指导、专病门诊、云医院、延伸处方、双向转诊等为纽带与医联体内二、三级医疗机构开展协作,或以学科为纽带、以项目为载体,以一家三级医疗机构联手若干家社区卫生服务中心的形式共同开展学科建设。2021 年,上海市卫健委依托为民办实事项目建设了 46 家示范性社区康复中心,枫林社区卫生服务中心在开展示范性社区康复中心建设过程中得到了医联体内上级医疗机构的大力支持,逐步丰富了康复服务的形式、范围、内容与内涵。康复服务形式上,重新改建了康复专科门诊、康复治疗室及康复病房;康复服务范围上,将康复范围延伸到全科医学诊室、智慧健康小屋、社区卫生服务站及健康教育工作条线;康复服务内容上,在原有骨质疏松综合管理的基础上,再聚焦骨关节炎、心脑血管病等中老年人群的常见病与心肺等慢性疾病的康复;康复服务内涵上,充分利用医联体内优质专家资源打造社区品牌,走特色发展道路[22]。

2. 职工精细化运营管理

职工精细化管理方面,枫林社区卫生服务中心前期发现很多职能科室、中层干部不完善的地方,中心就以这些已凸显的问题为切入点,进行职工精细化管理的逐步调整。例如,中心于 2023 年加强了绩效考核的精细化管理。职工在开展新业务、新项目时,绩效考核的角度更加细化了。以前中层干部的考核就比较精细,年底需要从领导、同级中层干部、职工代表及年度突出四个维度进行考核评优,现在中心在原来考核的基础上进一步增加几十个项目进行精细化考核,同时也将原来被忽略的业务指标纳入精细化考核项目,这也是枫林今年在职工精细化管理方面做得比较大的改革。

在职工培养和人才建设方面,中心通过社区自身培养或借助上级医院的人才、技术、资源、平台等优势,培养和打造社区自己的人才梯队[23]。

建立社区康复转诊体系:与二、三级医院联动,建立绿色通道,提高服务水平。落实双向转诊制度,将上级医院出院的康复患者(脑卒中恢复期、骨关节损伤)转至社区康复病房;社区内需进一步诊疗的患者及时转至上级医院。

借助医联体资源:2016年,上海开展"1+1+1"签约医疗服务试点,徐汇区根据区域医疗资源分别成立"徐汇区—复旦大学附属中山医院"和"徐汇区—上海市第六人民医院"医联体,借助三级医院优质资源,助力社区卫生服务中心发展,中心康复科建设也借此走上发展的快车道。

依托"徐汇区—复旦大学附属中山医院"紧密型医联体,中心从人才培养、业务指导、专病门诊、慢病管理、徐汇云医院、双向转诊等方面与中山医院和徐汇区中心医院进行紧密合作。2016年3月,中心又挂牌上海交通大学附属上海市第六人民医院"骨质疏松社区协作基地",在骨质疏松社区防治方面与上海市第六人民医院骨质疏松科合作并得到章振林教授团队的全方位支持。

3. 服务对象精细化运营管理

在医疗服务领域,精细化管理中一个重要模块是为服务对象提供精细化服务。枫林社区卫生服务中心在服务对象精细化管理方面,为患者提供了更加精准、个性化和全面的服务,包括从病情分析、诊疗计划、药品选择、病历管理等方面的服务。

例如,在家庭医生签约服务方面,只要居民与枫林社区卫生服务中心的家庭医生进行签约,就能享受建立居民健康档案、优先预约就诊、慢病长处方、转诊绿色通道、重点疾病健康管理、儿童健康管理、孕产妇健康管理、老年人健康管理、预防接种和健康教育等在内的多项服务。中心的家庭医生会为签约居民建立居民健康档案,帮助其保管、维护、更新健康档案信息;每年为原发性高血压患者和糖尿病患者提供1次健康检查,包括常规体格检查和健康状况评估;以及为签约居民提供健康生活方式、可干预危险因素、传染性疾病预防等方面的健康教育知识宣传教育等。

(三) 未来建设

社区卫生服务机构在精细化管理中经常面临同样的问题,如管理机制不健全、信息化技术应用能力不足、人才运营管理队伍建设滞后等。

枫林社区卫生服务中心也不例外,其精细化管理工作仍属于起步阶段,未来还有很长的路要走,结合当前存在的问题,参考国内外现有资料[24],按照社区卫生服务机构精细化运营管理的基本路径,枫林社区提出以下设想进一步推进精细化运营管理工作:

1. 建立健全精细化运营管理机制,实现高质量发展目标

一是要优化组织结构。枫林社区将继续根据高质量发展目标要求,制定合理的组织结构和分工,建立科学、规范的管理体系。首先,通过继续优化调整科室设置,优化医疗资源配置;或者通过设立相关管理岗位,明确各级管理职责,增强管理效能。其次,将适时对枫林中心的组织架构进行动态调整,明确各个部门之间的职责划分和协作机制。最后,建立一套完善的组织管理制度,保证枫林中心各项工作的有序推进。同时,枫林中心也将采用更为标准的操作程序和流程化管理,对患者就医质量、服务流程规范等重要环节进行规范化,进一步确保医疗服务质量和安全。

二是要规范管理流程。枫林社区将对重要工作流程进行规范化设计和管理,建立科学、高效的工作流程,保障工作质量和效率。首先,通过制定规范的标准操作程序,明确各工作环节的操作要求和责任,确保操作规范化和标准化。其次,进一步精简流程、优化流程、减少重复性工作。最后,制定流程标准化文件。流程标准化文件是规范枫林社区管理流程的重要手段,是流程优化的基础。通过制定标准化文件,建立明确的流程管理制度,减少流程中的主观因素,提高管理的透明度和公正性。例如,制定相关的规章制度、工

作手册、管理指南等,明确工作职责、流程规范、时间节点等内容,确保流程的规范化。

三是建立制度规范。枫林社区将建立健全制度规范,完善管理制度和流程,确保规章制度得以贯彻落实。例如,在建立相对完善的人员管理制度、考核制度、财务管理制度等之后,也将定期对制度进行评估和完善,适应不断变化的市场需求。首先,枫林中心的人员管理涉及招聘、培训、晋升、离职等各个环节,其中最关键的是考核评价。枫林社区将继续采用目标管理、绩效管理等方法,为职工设定工作目标,明确绩效评价标准,通过量化指标对职工的工作表现进行综合评价。同时,枫林中心也需要为职工提供更为广阔的职业发展空间,制定晋升规则和人才培养计划,激励职工不断提升自身素质和能力。其次,枫林社区将通过进一步完善定期考核、绩效考核、医患满意度调查等方式,对医生、护士等各类医务人员的工作表现进行评价。这些考核结果作为职工晋升、奖励、惩罚等方面的依据,从而激励职工更好地履行职责,提高枫林社区的整体绩效。最后,枫林社区需要建立更为科学、规范的财务管理制度,规范枫林社区的经济活动,确保枫林社区的财务稳健和资金安全。具体措施包括建立健全的预算管理、审计管理、内部控制等制度,对枫林社区的收入和支出进行科学、合理的管理。

2. 借信息技术"东风",推动信息技术与枫林社区精细化管理的融合

精细化管理需要以数据分析为基础。通过对各个环节数据的分析,枫林社区管理层发现潜在问题和优化空间,并制定有效的措施进行改进。现代信息技术的发展,特别是大数据、云计算和人工智能等技术的将用,为枫林中心精细化管理提供了强有力的支持。为此,枫林中心将来要充分将用好信息技术的优势,打造科学化、精细化的运营管理模式。

一是要建立信息化平台。枫林中心要建立的信息化平台将整合中心各个系统的数据,如医疗、护理、药房、财务等,实现数据共享、信息互通,为各层级管理决策提供支持。例如,枫林中心建立电子病历、电子处方、医保结算等

系统,通过这些系统获取和分析病患的健康数据和医疗服务信息,帮助中心制定更合理的管理决策。

二是要实现医疗流程信息化。枫林中心借助信息化手段,将医疗流程实现信息化、规范化和标准化。例如,利用中心信息化平台开展预约挂号、医生排班、检查预约、门诊病历电子化等工作,使中心得以持续提高医疗服务效率,缩短患者等待时间,提升患者就医体验和感受。

三是要建立数据分析系统。枫林中心要利用数据分析系统,对中心的各项数据进行分析,为中心管理决策提供支持。例如,利用数据分析系统对中心的病床利用率、门诊量、住院率等数据进行分析,帮助中心合理配置资源,优化中心运营效益。

四是要推行互联网医疗、远程医疗、移动医疗。枫林社区将通过互联网、大数据、移动信息技术,为患者提供更加便捷和精准的医疗服务,实现患者与医生的随时沟通。例如,枫林社区可以开展远程医疗服务,利用视频会诊等技术,为远程患者提供医疗服务。

3. 抓牢抓实人才队伍建设,坚持"人才强院"的基本理念

枫林社区精细化管理的成功与否往往与管理人才队伍的素质和数量密切相关。因此,中心需要建立一支具备精细化管理能力的人才队伍,以确保管理水平的提高和目标的实现。为此,枫林社区从以下方面进行:

一是要建全人才培养机制。中心建立一套完整的人才培养机制,包括定期的内部培训和外部学习交流等。内部培训针对中心的具体业务和管理需求,通过讲座、案例分析、学习小组等形式进行。外部学习交流让中心管理人员了解外部的最新管理理念和实践经验,进一步提升管理水平。

二是要完善绩效考核制度。中心建立科学的绩效考核制度,既考核管理人员的精细化管理能力,也考核其业绩和贡献。通过制定合理的考核指标和评估标准,激励中心各级管理人员进一步提高管理水平。除此之外,要进一步从精细化管理的角度对各项指标进行细化,引导广大职工树立精细化管理

的意识。

三是要培养管理创新人才。中心需要重视培养管理创新人才,这些人才能够带领中心不断探索和实践新的管理模式和方法。中心要鼓励管理人员的创新思维和实践,鼓励创新项目的实施,同时也要为管理创新提供必要的资源和支持。

四是要引进优秀人才。中心将通过各种途径引进优秀的管理人才,包括招聘、引进、培训和交流等。在引进人才时,中心需要注意匹配人才和岗位,同时还要为其提供适当的福利和待遇,以激发其工作积极性和创造力。

五是要改进激励机制。中心将进一步完善激励机制,为各级管理人员提供与其岗位和贡献度相匹配的激励措施,激发其积极性和创造力。例如,中心根据管理人员的绩效表现和贡献水平,给予适当的薪酬、晋升机会、荣誉和奖励等,提高管理人员的工作积极性和归属感。

(四) 心得体会

精细化管理运营半年以来,已在枫林社区卫生服务中心内部表现出良好成效,表明精细化运营体系建设的重要意义。

第一,精细化运营可提高中心医疗服务质量,塑造良好的中心形象。一方面,精细化管理可将机构管理的重心从管理过程向医疗服务质量的提升转变。中心可以通过建立规范的管理流程、科学的医疗服务标准、完善的质量控制体系等方式,提高医疗服务质量,从而提升患者的满意度和忠诚度,增强中心的核心竞争力。另一方面,中心精细化管理可以优化资源配置。中心精细化管理可以通过分析患者的病情、就诊行为等数据,合理优化中心的资源配置,包括人力、物力、财力等方面的资源。通过精细化的管理,能够更好地避免资源浪费和重复利用,提高资源利用效率,降低医疗成本。

第二,精细化运营可提升中心绩效,推动中心可持续健康发展。一方面,中心精细化管理可以有效提升中心的绩效水平,包括提高医疗服务效率、缩短患者等待时间、降低医疗风险等。通过规范化的管理流程和科学化的医疗服务标准，可以加快中心的决策执行、信息传递和反馈机制，提高中心的运营效率和响应速度。另一方面，增强中心的可持续发展能力。中心精细化管理可以帮助中心实现可持续发展，包括通过提升医疗服务质量吸引更多的患者，增加中心的经济效益；通过提高资源利用效率和降低医疗成本实现中心的效益最大化；通过提升中心绩效水平提高中心的社会形象和知名度，提升中心的发展实力。

需要注意的是，精细化运营管理，并不是一朝一夕可以速成的。枫林中心未来还需要对管理工作进行持久锤炼、锻造与磨合。通过在实践中不断查漏补缺，完善体系，加强系统建设，最终磨炼出科学、精干、高效的现代化基层医疗卫生机构运营管理组织，为实现中心提质增效的目标，打下坚实的基础[25]。

参考文献

［1］方鹏骞,张霄艳,谢俏丽,等.中国特色现代医院管理制度的基本框架与发展路径[J].中国医院管理,2014,34(10)：4-7.DOI：10.16659/j.cnki.1672-5654.2018.20.044.

［2］徐向天,梁金凤.现代医院管理制度与公立大型综合医院改革的相关研究——以北京朝阳医院为例[J].中国卫生事业管理,2018,35(12)：891-893＋960.

［3］范温慧,孙淑云.国有非营利医院外部治理的重构[J].山西财税,2007,3：19-22.

［4］张琰,马新星,许蔷,等.现代医院管理制度框架下公立医院改革与发展的思考[J].中国当代医药,2022,29(6)：130-133.

［5］朱九田.公立医院高质量发展应把握的几个关系[J].医院管理论坛,2022,39(1)：3-5.

［6］方鹏骞,苏敏,闵锐,等.中国特色现代医院管理制度的问题与对策研究[J].中国医院管理,2016,36(11)：4-7.

［7］吕兰婷,余浏洁.我国现代医院管理制度研究进展[J].中国医院管理,2018,38(4)：1-4.

［8］朱战国,王亦南,张淑娥,等.中国特色现代医院管理制度的科学内涵及优化路径[J].中国卫生产业,2019,16(20)：73-76.DOI：10.16659/j.cnki.1672-5654.2019.20.073.

［9］张乃津.现代医院的战略制定[J].中国医院院长,2006,11：46-49.

［10］戴星,任彩娟.新形势下医院战略管理的探讨[J].中国卫生质量管理,2008,4：71-73.DOI：10.13912/j.cnki.chqm.2008.04.025.

［11］刘莉,刘念才."双一流"建设战略目标的分解研究[J].清华大学教育研究,2021,42(3)：77-87.DOI：10.14138/j.1001-4519.2021.03.007711.

［12］Peters L. Resource integration：concepts and processes[J]. The SAGE Handbook of Service-Dominant Logic,2018：341-356.

［13］张鸿雁,辛原原,王健生,等.浅议项目管理方法在医院学科建设中的应用[J].现代医院

管理,2008,6(3)：4-5.

[14] Pender S. Managing incomplete knowledge：Why risk management is not sufficient[J]. International Journal of Project Management，2001，19(2)：79-87. DOI：10.1016/ S0263-7863(99)00052-6.

[15] 梁丽,任晓蕊,陈鹏,等.项目化管理在新冠肺炎疫情下医院管理中的实践[J].临床和实验医学杂志,2020,19(10)：1013-1015.

[16] 苏均平,贺祥,孙红.理顺医教研的关系,推动医院建设发展[J].解放军医院管理杂志, 2001(1)：31-32.DOI：10.16770/j.cnki.1008-9985.2001.01.019.

[17] 洪颖,刘晓,周颖,等.项目化管理在北京大学第一医院 AMS 工作中的应用[J].中国医院管理,2019,39(06)：44-45.

[18] 吴华.公立医院人才培养的现状调研与思考[J].继续医学教育,2023,37(5)：125-128.

[19] 王凯燕.浅谈人力资源管理六大模块的学科广延价值[J].国际公关,2020(1)：186.DOI： 10.16645/j.cnki.cn11-5281/c.2020.01.147.

[20] Weinstein A. Customer retention：A usage segmentation and customer value approach [J]. Journal of Targeting, Measurement and Analysis for Marketing，2002，10： 259-268.

[21] Jha L. Customer relationship management：A strategic approach[M]. Global India Publications，2008.

[22] 林其意,杨芸峰,易春涛.基于医联体的社区康复医学科学科建设探索——以徐汇区枫林街道社区卫生服务中心为例[J].上海医药,2023,44(12)：7-10.

[23] 易春涛.落实社区学科建设,提升社区全科医疗水平[J].中国全科医学,2022,25：4001- 4003.DOI：10.12114/j.issn.1007-9572.2022.L0001.

[24] 崔凤.公立医院精细化运营管理模式建设研究[J].财会学习,2023,14：147-149.

[25] 陈立华.加强公立医院的精细化运营管理模式探究[J].经济师,2023,2：251-252.